GAP–CCBC

精彩病例荟萃（2020）

主　　编　杨跃进　杨进刚

副主编　王　焱　唐熠达　徐亚伟

　　　　　方　全　周建中

科学出版社

北京

内 容 简 介

本书共收集整理了 50 例心血管系统疑难、复杂及特殊病例,诊疗过程完整,病例典型,并提示了临床特点和诊断思路,以及防范误诊误治的措施及诊疗最新进展。

本书可为临床医师提供新的诊疗思路,帮助提高临床诊疗水平,是心内科及相关科室医师难得的参考书。

图书在版编目 (CIP) 数据

GAP-CCBC 精彩病例荟萃. 2020 / 杨跃进, 杨进刚主编. —北京:科学出版社, 2020.4

ISBN 978-7-03-064217-2

Ⅰ.①G… Ⅱ.①杨… ②杨… Ⅲ.①心脏血管疾病－疑难病－病案－汇编 Ⅳ.① R54

中国版本图书馆 CIP 数据核字(2020)第 017674 号

责任编辑:路 弘 / 责任校对:张 娟
责任印制:赵 博 / 封面设计:龙 岩

科 学 出 版 社 出版
北京东黄城根北街 16 号
邮政编码:100717
http://www.sciencep.com

北京九天鸿程印刷责任有限公司 印刷
科学出版社发行 各地新华书店经销

*

2020 年 4 月第 一 版 开本:787×1092 1/16
2020 年 4 月第一次印刷 印张:9 1/4
字数:230 000

定价:85.00 元
(如有印装质量问题,我社负责调换)

编著者名单

主　　编　　杨跃进　杨进刚

副 主 编　　王　焱　唐熠达　徐亚伟　方　全　周建中

编　　者　　（以姓氏笔画为序）

卜丽梅　于东颖　马天雪　马文君　马文韬　马立新　马永强
马艳彪　丰　雷　王　希　王　炜　王　倩　王冬梅　王丽平
王国干　王蒙蒙　王照谦　王颖颖　王新宇　尹德春　邓　斌
左　琦　石　蓓　付立平　付立强　冯霞飞　吉文庆　亚　楠
曲秀芬　朱　俊　朱成刚　朱相坤　朱家良　任振龙　刘　彤
刘　欣　刘　越　刘亚欣　刘会霖　刘岱麒　刘春南　刘树珂
刘贵京　刘娜娜　刘雪芹　刘温华　刘慧慧　齐浩维　汤亚东
安　攀　许　超　许　蓓　许连军　孙　奇　孙汝平　孙喜霞
苏　唏　苏　强　杜宏娟　李　田　李　晓　李　浪　李　琳
李　谦　李天发　李内滨　李国华　李建军　李建锋　杨　峰
杨伟宪　杨志强　杨丽睿　杨美娟　杨艳敏　杨跃进　吴海英
邹玉宝　冷文修　辛文龙　宋　雷　宋卫华　宋有城　宋乾坤
宋晨曦　张　东　张　勇　张　梦　张　婷　张　澍　张玉卓
张光星　张利宝　张晓卉　张瑶俊　张慧敏　陈　珏　陈子良
陈旭华　陈青远　陈慧生　邵春丽　林志国　林曼欣　罗晓佳
周　月　周　希　周炳凤　周宪梁　郑红梅　赵　阳　赵　青
赵玉娟　赵彦萍　赵海涛　郝佳慧　荣季冬　胡咏梅　段世锋
侯江龙　娄　莹　秦巧云　袁　铭　袁贤奇　袁晋青　贾崇富
夏　勇　徐　波　徐　标　徐　樱　徐金义　徐通达　高　侠
高　鑫　高玉岭　高立建　高吉贤　郭远林　浦介麟　陶覃龙
黄山松　黄伟剑　曹　珂　崔　炜　康宁宁　梁　燕　蒋芳勇
蒋雄京　鲁锦国　谢　萍　谢强丽　谢瑞芹　靳志涛　楚建民
雷军强　廉湘琳　窦克非　慕朝伟　蔡　军　樊家俐　潘子璇
戴　研　魏钟海　魏雪敏

学术秘书　　伏　蕊

　　9年前，在第一届海峡两岸医药卫生交流协会心血管专业委员会（海医会心血管专委会）年会上，我们提出了学会宗旨，即"加强两岸学术交流，促进学术交叉融合，缩小指南与实践的差距，共同提高临床水平"。打造三个平台：海峡两岸交流互补平台，老中青三代专家指导培训平台，三级、二级和一级医院普及提高平台。贯彻十二字方针：交流互补，指导培训，普及提高。

　　为实现这一目标，海医会心血管专委会创办了"指南和实践：临床危重疑难病例研讨会"（Guideline and Practice: Clinical Case-Based Conference, GAP-CCBC）。会议以病例讨论的形式，结合内地与港台地区的特点进行交流。港台地区虽然人口规模和面积远不及内地，医生的数量也相对较少，但他们与国际接轨较早，诊疗较规范，内地则病例资源丰富，内地与港台医疗资源互补性很强。9年来，每年海医会心血管专委会都举办11场左右的病例讨论，分享临床疑难、危重或有教育意义的病例。这些来自五湖四海的专家结合自己的临床经验，对病例进行点评或提供相关病例，进行有的放矢的讨论，取得了良好的效果，也得到了各位专家和广大与会听众一致好评。

　　本书是我们第9年对现场讨论的精选病例的结集出版，以期为广大心血管医务工作者提供新的视角和思路，对临床实践起到更好的帮助作用。

　　因编者水平有限且编写时间紧张，不完善的地方敬请广大同道批评指正。

中国医学科学院阜外医院　杨跃进

2019年11月

目　　录

1. 55岁女士冠状动脉介入治疗后出血合并深静脉血栓

55岁女士以发作性胸痛住院。冠状动脉造影示：左主干狭窄30%，左前降支（LAD）中段100%闭塞。既往高血压和2型糖尿病病史。

2018年5月22日行经皮冠状动脉介入术（PCI），经右桡动脉和右股动脉双入路穿刺。采用逆向导丝技术逆行通过前降支闭塞段，经血管内超声检查走行于真腔，串联置入Excel 2.75 mm×36 mm、BuMA 3.0 mm×35 mm支架2枚，左主干-前降支置入Excel 3.5 mm×24 mm支架1枚。术中无并发症，患者安返病房。

术后患者出现右股动脉穿刺处疼痛、肿胀。CT检查示盆腔右髂外动脉走行区域、右侧腹股沟软组织密度影，考虑血肿（图1）。再次进行加压包扎。复查血常规示血红蛋白浓度下降（130 g/L→75 g/L），于5月25日输注全血400 ml，血肿逐步控制，血红蛋白水平回升（图2）。

在此期间，监测发现D-二聚体水平有异常升高，怀疑血栓形成（图3）。5月25日查下肢血管彩色多普勒超声显示：股动脉穿刺点未见异常回声，右侧股总静脉血栓形成，可见线样血流信号通过。

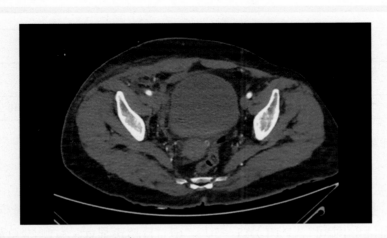

图1 盆腔CT示右下肢穿刺部位血肿

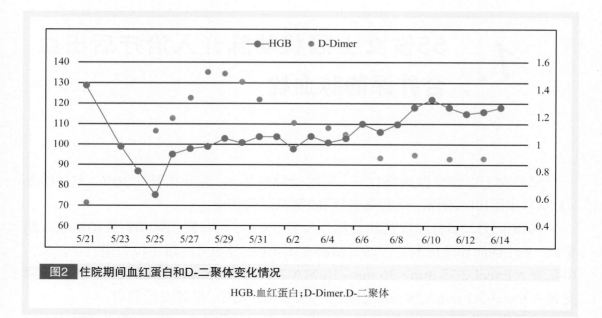

图2 住院期间血红蛋白和D-二聚体变化情况

HGB.血红蛋白；D-Dimer.D-二聚体

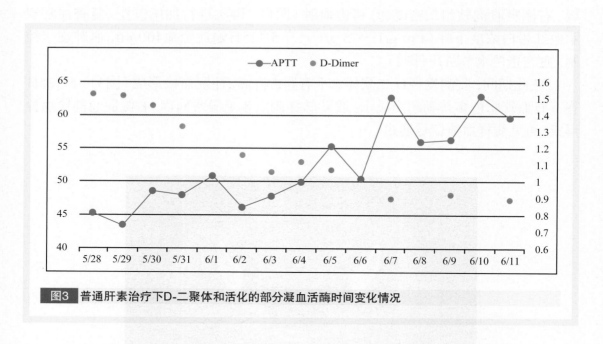

图3 普通肝素治疗下D-二聚体和活化的部分凝血活酶时间变化情况

5月28日，选择普通肝素对该患者进行抗凝治疗，以650 U/h持续泵入，维持活化的部分凝血活酶时间（APTT）45～50 s。6月1日超声显示：右侧股总静脉血栓，长45 mm，较厚处8 mm，右侧小腿肌间静脉血栓，左侧肌间静脉血流淤滞。增加肝素泵入剂量。

6月4日复查超声，示股总静脉血栓36 mm×7 mm，右侧小腿肌间静脉血栓。监测APTT延长至在55~60 s。肝素泵入2周后,于6月8日加用华法林桥接治疗。

6月12日查国际标准化比值(INR)大于1.5,停用肝素。6月14日超声示:股总静脉血栓32 mm×4.9 mm,较前缩小。患者出院,继续给予华法林3.75 mg+阿司匹林100 mg+氯吡格雷75 mg三联抗栓治疗,INR维持2.0~2.5,3个月后停用华法林。10月22日患者门诊复查下肢超声股总静脉未见血栓。

讨论

经桡动脉入路已成为PCI的主流路径,相比股动脉路径有减少局部血管并发症和大出血的风险。国内一项对单中心1万余例PCI术的研究也显示,经股动脉路径(占总人群7.6%)是BARC分级2型以上出血事件的独立危险因素。本例患者为绝经期女性,有糖尿病史,同时进行抗凝和抗血小板治疗,均是诱发及加重出血的重要因素。另外,血栓形成导致急性冠脉综合征患者血液处于高凝状态;PCI为有创性操作,导管接触血管内皮表面可诱发内/外源性凝血系统激活,因此,PCI围术期前、中、后阶段均是血栓事件高发时期。综上所述,合理、规范应用非口服抗凝药物是保证PCI疗效与安全的关键。

深静脉血栓(deep vein thrombosis, DVT)形成原因复杂,包括遗传性因素(如抗凝血酶缺乏)和获得性危险因素(如高龄、肥胖、手术和急性内科疾病住院等),影响血栓形成的三要素,导致血液高凝状态、血管内皮损伤或静脉血流淤滞均有可能发生。DVT最主要的危害是继发肺栓塞,严重威胁患者健康。本例患者在发生右下肢穿刺处血肿后采取持续压迫和右下肢制动的方式,是继而引起DVT最主要的原因。

目前DVT的治疗方法可有抗凝、溶栓、手术取栓、机械性血栓清除术和安置下腔静脉滤器几种选择,其中抗凝治疗是基础,可防止血栓蔓延,减少血栓的复发。指南推荐,初始(5~14d)抗凝选用普通肝素、低分子肝素或阿加曲班(后两者尤其对防止肝素诱导性血小板减少症可选择);急性期(3个月内)抗凝进行口服华法林治疗,INR 目标值2.5;对于手术或一过性因素引起的血栓事件不推荐延展期(3个月后)抗凝。

本例患者在术后合并出血及血栓并发症,穿刺部位血肿很快得到控制,考虑使用普通肝素治疗下肢深静脉血栓,原因在于普通肝素有以下3个优势:①适应人群优势,针对已有出血或出血高危合并急性血栓需抗凝治疗,包括下肢深静脉血栓,肺动脉栓塞和颈静脉血栓等;②药动学优势,具有起效时间快、半衰期短、不受肾功能影响的特点;③监测优势,随时监测APTT,便于调整剂量。普通肝素作为最经典的抗凝药,在本例患者发生急性血栓事件期间,及时监测栓块大小及

APTT，调整肝素给药剂量，达到了安全、可靠的治疗结果。因此我们的治疗经验是，普通肝素是出血合并急性血栓需抗凝治疗的选择。

（中国医学科学院阜外医院　刘　越　袁晋青）

参 考 文 献

[1] 许连军, 宋莹, 许晶晶, 等. 动脉穿刺路径在冠状动脉介入治疗中的应用现状及对预后的影响: 单中心10557例患者经验. 中国循环杂志, 2017, 32 (10) : 965-969.

[2] 中华医学会心血管病学分会介入心脏病学组, 中国医师协会心血管内科医师分会血栓防治专业委员会, 中华心血管病杂志编辑委员会. 中国经皮冠状动脉介入治疗指南 (2016). 中华心血管病杂志, 2016, 44 (5) : 382-400.

[3] Bernat I, Horak D, Stasek J, et al. ST-segment elevation myocardial infarction treated by radial or femoral approach in a multicenter randomized clinical trial: the STEMI-RADIAL trial. J Am Coll Cardiol, 2014, 63: 964-972.

[4] Brummel-Ziedins K, Undas A, Orfeo T, et al. Thrombin generation in acute coronary syndrome and stable coronary artery disease: dependence on plasma factor composition. J. Thromb Haemost, 2008, 6: 104-110.

[5] Jaff Michael R, McMurtry M Sean, Archer Stephen L, et al. Management of massive and submassive pulmonary embolism, iliofemoral deep vein thrombosis, and chronic thromboembolic pulmonary hypertension: a scientific statement from the American Heart Association. Circulation, 2011, 123: 1788-1830.

[6] Jolly SS, Yusuf S, Cairns J, et al. Radial versus femoral access for coronary angiography and intervention in patients with acute coronary syndromes (RIVAL) : a randomised, parallel group, multicentre trial. Lancet, 2011, 377: 1409-1420.

2. 介入治疗"麻花辫"样右冠状动脉

患者男性，26岁，因"发作性胸痛3年余"入院。患者3年前（2015年3月）于活动中突发心前区疼痛，当地医院诊断为"急性广泛前壁心肌梗死"。当时急诊冠脉造影（CAG）提示"前降支（LAD）近段100%闭塞，回旋支远段50%狭窄，右冠状动脉（RCA）中段自发夹层"（图1）。于LAD置入支架1枚，RCA未处理。此后患者于高强度活动时可诱发胸痛、胸闷等不适，休息数分钟可自行缓解。2个月后（2015年5月）及1年后（2016年5月）外院复查CAG提示"LAD原支架通畅，RCA可见一长段串珠样病变合并夹层"（图1），未行经皮介入治疗（PCI）。患者2018年8月开始于跑步等高强度体力活动时发作胸痛、胸闷症状，休息数分钟可自行缓解，为进一步诊治，门诊以"劳力性心绞痛，陈旧前壁心肌梗死"收入我院。患者无糖尿病、高血压等病史，无早发冠心病家族史，大量吸烟、饮酒史4年，均已戒3年。

入院后检查：心电图V$_2$～V$_6$导联呈QS波，超声心动图提示左心室舒张末内径57 mm，射血分数53%，左心室前壁、心尖部室壁运动明显减低，心尖部附壁血栓形成；胸部X线片未见异常；双侧颈动脉超声未见异常。实验室检查：肌钙蛋白（TnI）0.005 μg/L，肌酸激酶同工酶（CK-MB）4.15 μg/L，总胆固醇3.22 mmol/L，低密度脂蛋白胆固醇1.70 mmol/L，高敏C反应蛋白0.36 mg/L，N末端B型利钠肽原（NT-proBNP）83.5 μg/L。

入院后CAG显示RCA近中段管腔内多个不规则线状充盈缺损，使管腔呈"麻花辫"样外观（图1）。ASAHI SION导丝送至RCA远端，血管内超声（IVUS）确认导丝在真腔（图2），光学相干断层成像（OCT）显示离开口5 mm左右处开始RCA管腔被高密度和低衰减的组织分隔为数个类圆形细小管腔，管腔内壁光滑，局部相互交通，呈"藕孔状"或"蜂窝状"，个别切面可见少量附壁残余血栓。除其中一个管腔单独移行为锐缘支，其他管腔于RCA远段再次汇合为相对正常管腔，病变残余管腔最窄处面积2.75 mm^2（图2）。考虑到有效管腔面狭窄及典型的劳力性心绞痛症状，对RCA近中段病变行PCI。由于和锐缘支单独连通的管腔与导丝所在主支管腔互不相通，为避免支架膨胀后锐缘支闭塞，在OCT引导下将Fielder-XT R从另一腔道送至锐缘支远端。2.5 mm×20 mm顺应性球囊于主支内反复预扩16～20 atm，复查OCT提示间隔结构未被明显破坏。此时患者突发室性心动过速

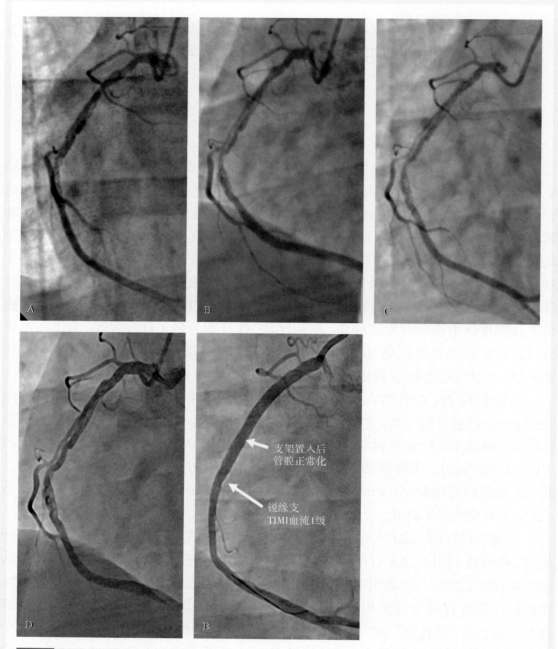

支架置入后
管腔正常化

锐缘支
TIMI血流1级

图1 患者3年前发病后4次右冠状动脉造影及本次PCI术后结果

　　A～E依次代表3年前首次发病时、3年前复查、2年前复查、此次发病时、此次经皮冠状动脉介入治疗后右冠状动脉造影结果。可见术前RCA近中段病变较前无明显变化，术后RCA近中段间隔消失，血流充盈整个管腔，锐缘支TIMI血流1级

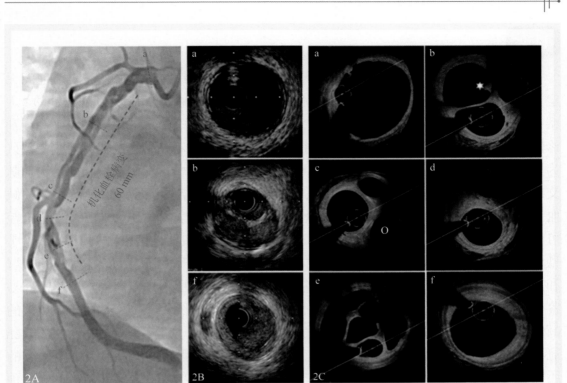

图2 患者右冠状动脉造影及对应的血管内超声和光学相干断层成像检查图像

2A：RCA造影结果，a、b、c、d、e、f分别代表RCA开口、病变近段、与锐缘支分叉处、发出锐缘支后、病变远段、病变以远的RCA正常段；2B：IVUS检查结果，a、b、f分别显示RCA开口管壁正常、RCA近段管腔内分隔、RCA远端管腔正常；2C：OCT检查结果，a、b、c、d、e、f分别显示RCA开口管壁正常、RCA近段管腔呈藕孔状且局部可见少量附壁血栓（白色星号处）、RCA-锐缘支分叉处切面锐缘支（白色圆圈处）由与主支隔开的独立管腔移行而成、发出锐缘支后管腔有效面积最窄处切面（管腔面积2.75 mm²）、病变远端管腔再次分隔成蜂窝状、RCA.远端管腔基本正常。RCA.右冠状动脉；IVUS.血管内超声；OCT.光学相干断层成像

（室早R on T诱发尖端扭转室速），立即给予2次电除颤后迅速恢复窦律，为避免造成进一步缺血，此后未再复查OCT。患者平稳后送入2.75 mm×10 mm切割球囊16～20 atm反复扩张，造影显示分隔部分消失。用球囊支架对吻技术于RCA近中段接力置入BuMA 3.0 mm×25 mm和Firehawk 3.5 mm×38 mm支架。复查造影可见分隔完全消失，未见夹层及血肿，TIMI血流3级，撤除锐缘支导丝后锐缘支TIMI血流1级（图1）。患者无胸闷、胸痛症状，心率、血压稳定，结束手术。术后患者无不适主诉，心电图较前无明显变化，次日复查TnI 0.077 μg/L，CK-MB 6.36 μg/L。

讨论

　　"麻花瓣"样冠状动脉在临床上非常罕见，目前对其的诊断、预后和处理尚无定论。主要需鉴别的情况包括Woven冠状动脉、弥漫的血栓机化再通（dROT）、Ⅰ型自发冠状动脉夹层（SCAD）和桥状侧支。腔内影像学检查，特别是OCT是鉴别诊断的主要手段。1988年Sane等首次报道造影上呈"麻花瓣"样的冠状动脉，并认为这是一种非常罕见的良性的先天畸形，称之为Woven冠状动脉。Woven冠状动脉交织的细小管腔理论上应该有各自独立的动脉壁三层结构，无病变血管相关的缺血证据或事件，无须处理。弥漫的机化血栓再通因为完全内膜化，细小的再通管腔可以非常光滑，OCT上呈现"蜂窝状"或"藕孔状"，有时可见残留的附壁血栓。Ⅰ型SCAD的OCT影像可见到明确的壁内血肿、内膜裂口和内膜片，加之其好发人群和危险因素特殊（女性、妊娠、体力或心理应激和动脉肌纤维化不全等），较容易鉴别。近30年来零星报道的Woven病例多数仅依靠造影诊断，近年有OCT影像的2例Woven冠状动脉病例也很难和dROT的影像相鉴别。相当一部分报道的Woven冠状动脉均有病变血管对应区域的陈旧性心肌梗死或明确的心肌缺血证据，有的还实施了血运重建治疗，缺少随访证据。因此，目前对Woven冠状动脉的诊断、预后和治疗等方面尚无统一认识。相反，自2010年首次报道在体内通过OCT直接观察到dROT的影像后，OCT在评价ROT方面积累了一些经验。本例患者的OCT影像更接近文献报道的ROT的表现，虽然没有ROT病变相关的急性冠脉事件，病变段亦无明显的动脉硬化征象，但和Khoueiry等报道的ROT病例非常相似。这种血栓形成的原因尚不清楚，Toutouzas等推测可能与斑块侵蚀或近段血栓栓塞有关。在dROT病变的PCI治疗方面，近几年陆续有少量的报道，最长2年的随访也证实了此类病变PCI的安全性和有效性。本病例在病变长度（>60 mm）和复杂性（锐缘支的保护）上均属罕见。灵活应用OCT指导导丝操作和球囊扩张破坏分隔是本例PCI成功的关键，但同时也提示OCT存在加重缺血的风险。本病例为国内首个联合应用IVUS和OCT来评价和指导冠状动脉血栓机化病变PCI治疗的报道，再次证实了腔内影像，特别是OCT在血栓机化病变中的作用。导丝运用和分支保护策略方面对今后此类病变的处理有一定的参考价值。

　　（中国医学科学院阜外医院　冷文修　靳志涛　杜宏娟　朱相坤　高立建　陈　珏　袁晋青）

参 考 文 献

［1］ Bozkurt A, Akkus O, Demir S, Kaypakli O and Demirtas M. A new diagnostic method for woven coronary artery: optical coherence tomography. Herz, 2013, 38: 435-438.

［2］ Cho JM, Raffel OC, Stone JR, et al. Spontaneous recanalization of a coronary artery after thrombotic occlusion: in vivo demonstration with optical coherence tomography. J Am Coll Cardiol, 2010, 55: 1274.

［3］ Gomez-Monterrosas O, Regueiro A, Santos A, et al. Recanalized thrombus treated with bioresorbable vascular scaffold: insights from optical coherence tomography. JACC Cardiovasc Interv, 2014, 7: 1453-1455.

［4］ Haraki T, Uemura R, Masuda S, et al. A honeycomb-like structure in the left anterior descending coronary artery treated using a scoring device and drug-eluting stent implantation: a case report. J Med Case Rep，2016, 10: 80.

［5］ Khoueiry GM, Magnus P, Friedman BJ, et al. Honeycomb-like appearance of hazy coronary lesions: OCT image report of a recanalized thrombus. Eur Heart J Cardiovasc Imaging, 2014, 15: 1427.

［6］ Koyama K, Yoneyama K, Mitarai T, et al. In-stent protrusion after implantation of a drug-eluting stent in a honeycomb-like coronary artery structure: complete resolution over 6 months and the role of optical coherence tomography imaging in the diagnosis and follow-up. JACC Cardiovasc Interv, 2014, 7: e39-40.

［7］ Sane DC and Vidaillet HJ, Jr. "Woven" right coronary artery: a previously undescribed congenital anomaly. Am J Cardiol, 1988, 61: 1158.

［8］ Toutouzas K, Karanasos A, Stathogiannis K, et al. A honeycomb-like structure in the left anterior descending coronary artery: demonstration of recanalized thrombus by optical coherence tomography. JACC Cardiovasc Interv, 2012, 5: 688-689.

［9］ Uribarri A, Sanz-Ruiz R, Elizaga J and Fernandez-Aviles F. Pathological insights of a woven coronary artery with optical coherence tomography. Eur Heart J, 2013, 34: 3005.

［10］ Watanabe Y, Fujino Y, Ishiguro H, et al. Long-term outcomes of a recanalized thrombus treated with a paclitaxel-coated balloon: insights from optical coherence tomography. Coron Artery Dis, 2018, 29: 530-532.

［11］ Watanabe Y, Fujino Y, Ishiguro H, et al. Recanalized Thrombus Treated With a Paclitaxel-Coated Balloon: Insights from Optical Coherence Tomography. JACC Cardiovasc Interv, 2016, 9: 618-620.

3. 20岁男士严重高血糖伴心功能异常

20岁男士以虚弱、多尿就诊。查体无异常发现。血压107/69 mmHg,心率62次/分。心肺听诊音正常,进一步体格检查无异常。心电图窦性心律,心率59次/分,无ST-T改变。

实验室检查显示,患者血糖61.3 mmol/L,Na$^+$ 121 mmol/L,Na$^+$ 145 mmol/L,甘油三酯14.75 mg/dl;糖化血红蛋白A1c为17.7%,高敏肌钙蛋白为阴性,NT-proBNP为1220 pg/ml,C反应蛋白为0.82 mg/dl,有效渗透压为361 mOsm/L。动脉血气分析显示,pH为7.44,PO$_2$为78 mmHg,PCO$_2$为37.4 mmHg,碳酸氢盐为25.2 mmol/L。

患者因高渗性高血糖状态被送入重症监护室。住院后,开始输注胰岛素。经胸超声心动图:左心室运动功能整体减退,射血分数(EF)为36%,见图1。

之后,患者开始服用美托洛尔、雷米普利和非诺贝特(267 mg/d)进行治疗。

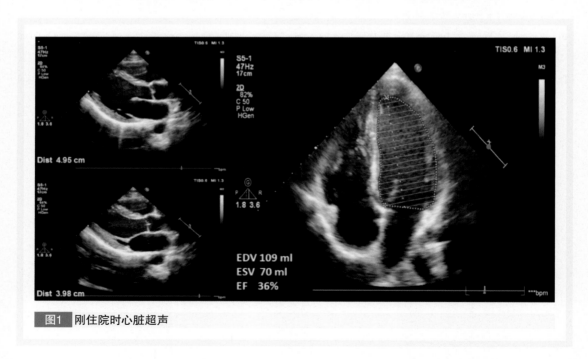

图1 刚住院时心脏超声

之后，患者的血糖趋于正常，临床状况有所改善。肌钙蛋白在正常范围内，心电图为正常的窦性心律，无缺血性改变。

经胸超声心动图显示，血糖控制后，患者的左心室收缩功能逐渐改善，第5天时EF为54%，第15天时EF为69%，如图2。

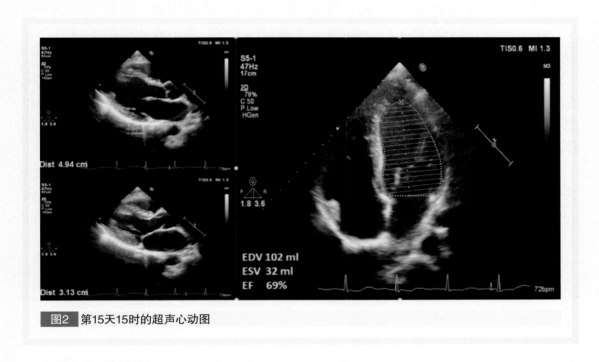

图2 第15天15时的超声心动图

随后，患者出院并进行胰岛素、美托洛尔（50 mg/d）、雷米普利（5 mg/d）和非诺贝特强化治疗，且需进行密切随访。

讨论

糖尿病心肌病是指在没有冠心病、瓣膜病、先天性或高血压性心脏病，以及酒精中毒情况下的心室舒张和（或）收缩功能障碍，其与糖尿病直接相关。目前，糖尿病心肌病的发病机制尚未明确，包括复杂的多因素机制，如高血糖、高胰岛素血症、胰岛素抵抗、游离脂肪酸（FFA）增加、微血管损伤及炎性细胞因子改变心肌细胞的代谢途径，损伤心脏功能。

首先，在非糖尿病患者中，60%～90%的健康心脏的能量来自于FFA氧化，其余能量来自于乳酸和葡萄糖。糖尿病患者的葡萄糖摄取显著减少，FFA摄取增加，脂质氧化提供代谢平衡。增加的FFA与高水平的甘油合成相关，可导致脂肪毒性和心肌细胞凋亡。此外，在糖尿病患者的心脏中，增加的脂质氧化可促进线粒体解偶联和氧化应激，从而导致心肌能量的减少和心肌收缩功能障碍。

其次，高血糖是糖尿病心肌病机制的重要组成部分。葡萄糖毒性可通过诱导氧化应激和产生晚期糖基化终末产物，导致心脏功能障碍。另外，高血糖可激活肾素-血管紧张素-醛固酮系统，从而加剧细胞坏死和纤维化。

此外，炎症是糖尿病及其并发症发生的另一关键因素。组织坏死因子α（TNF-α）和白细胞介素-6（IL-6）等炎症细胞因子在心肌中表达的增加或与心脏收缩功能障碍相关。

一些临床试验表明，左心室EF正常的青少年和青年1型糖尿病患者的亚临床左室收缩功能障碍。其机制主要与高血糖和FFA代谢受损相关，与高胰岛素血症和胰岛素抵抗无关。另一项研究显示，冠状动脉和左心室EF正常的糖尿病患者的整体纵向应变显著降低，这与糖化血红蛋白和空腹血糖水平独立相关。

总而言之，未控制的糖尿病和高血糖危象可导致心脏毒性、急性左心室收缩功能障碍和糖尿病心肌病。目前，这种现象的机制尚未明确，也没有明确的糖尿病心肌病治疗方法。控制血糖被认为是主要的预防策略。

参 考 文 献

Wang Y, Yu Q, Fan D, Cao F. Coronary heart disease in type 2 diabetes: mechanisms and comprehensive prevention strategies. Expert Rev Cardiovasc Ther, 2012, 10(8):1051-1060.

4. 27岁男士化疗后胸痛

27岁男士，因阵发性胸痛入院。患者既往曾被诊为"霍奇金淋巴瘤"。化疗8周期，并行纵隔野放疗，PCTV（计划临床靶区）放疗剂量 40 Gy，DVH（剂量体积直方图）显示心脏平均放疗剂量1987.7 cGy（100 cGy＝1 Gy）。放疗后复查胸部CT：纵隔、双侧腋窝可见多发大小不等结节影，以纵隔内明显。针对纵隔较大淋巴结加量放疗18 Gy/9f。

心电图示：窦性心律，V$_1$～V$_3$导联异常Q波，Ⅰ、aVL导联ST段下移，T波改变。（图1）

超声心动图显示（图2）：节段性室壁运动异常，左心室心尖部异常回声：附壁血栓形成？肿瘤？

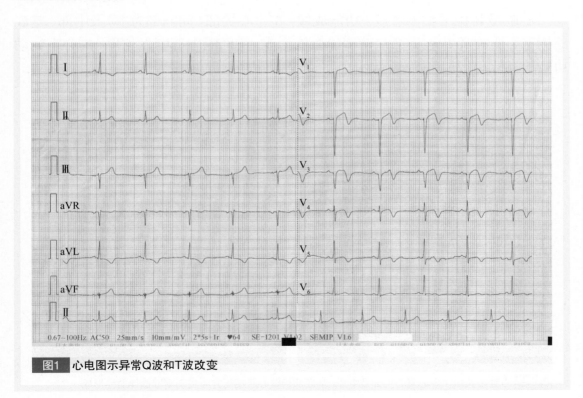

图1 心电图示异常Q波和T波改变

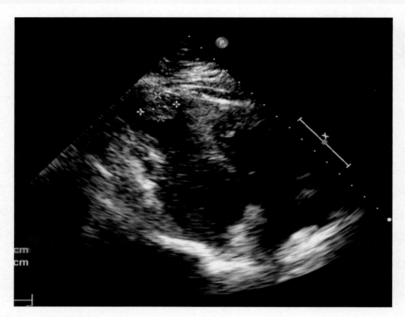

图2 超声心动图显示，左心室心尖部异常回声

心脏磁共振平扫＋增强＋功能成像：左室心尖部（间隔部为主）及中部、基底部侧壁心肌梗死并心尖部室壁瘤伴血栓形成，室间隔中部继发增厚，左心室运动功能稍降低（图3）。

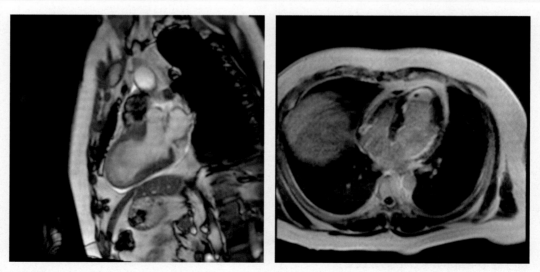

图3 心脏磁共振示左心室心尖部及中部、基底部侧壁心肌梗死并心尖部室壁瘤伴血栓形成

给予阿司匹林、氯吡格雷、低分子肝素钙、阿托伐他汀钙、培哚普利、酒石酸美托洛尔治疗。经过治疗后,复查心脏彩超:心尖部血栓较前减小。

冠状动脉造影显示,前降支开口约90%狭窄,近中段约90%狭窄并血栓影,中段70%长狭窄;旋支开口约70%狭窄,远段闭塞;右冠粗大,中段纡曲并局部狭窄约40%。将XIENCE V 2.75 mm×28 mm支架置入前降支近中段病变处,将XIENCE V 3.5 mm×28 mm支架置入左主干-前降支近段病变处,将后扩球囊分别送至左主干-前降支开口、旋支开口,对吻扩张,前降支及旋支远端血流恢复TIMI3级(图4)。

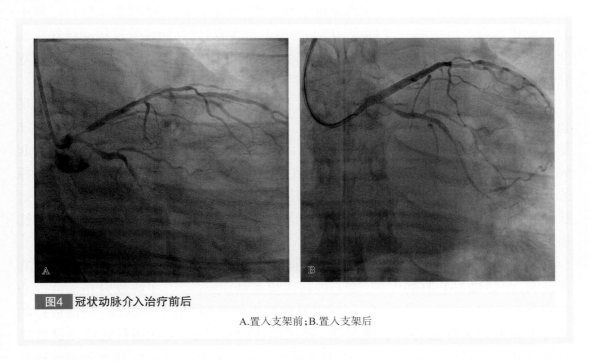

图4 冠状动脉介入治疗前后

A.置入支架前;B.置入支架后

诊断为放射相关性冠心病,冠状动脉三支狭窄性病变,心功能Ⅱ级,心尖室壁瘤并血栓形成;霍奇金淋巴瘤化疗、放疗后。

讨论

随着霍奇金淋巴瘤、乳腺癌等患者生存期越来越长,纵隔、胸部放疗的广泛运用,放射相关性冠心病逐渐常见。研究显示霍奇金淋巴瘤、乳腺癌放疗患者的放射相关性冠心病风险随心脏所承受的放射剂量增加而增加,呈线性的剂量反应关系。成人放射相关性心血管病的影像检查专家共识指出:放疗后6个月47%的患者冠状动脉可出现灌注缺损,同时可伴心室壁运动异常。该专家共识也指出:左胸放疗，放疗累积剂量＞30 Gy，年轻患者（＜50岁），单日放疗剂量＞2 Gy，肿块邻近心脏或在心脏内部，无防护措施，化疗药物（蒽环类药物），冠心病高危因素（糖尿病、吸烟、超重、高血压、高脂血症），冠心病史是放疗相关性心血管病高危因素。

放射相关性冠心病可表现为无症状心肌缺血、心绞痛、心肌梗死、心源性猝死等。有研究显示，放射相关性冠心病的典型表现是年轻、无明显冠心病高危因素、有放疗史患者出现冠心病症状，冠脉造影显示冠脉开口、近段的严重、弥漫狭窄病变。也有病例报告指出，放射相关性冠心病的冠脉病变为严重的冠状动脉开口狭窄，血管内超声、光学相干断层成像显示狭窄处病变为无钙化的纤维、纤维脂肪斑块。一项研究入选394名霍奇金淋巴瘤患者，纵隔累积放疗剂量≥35 Gy，其中2.7%的患者有严重冠脉三支病变，7.5%的患者至少有1处≥50%的冠状动脉狭窄病变。Liang等的研究显示，在放射相关性冠心病患者中置入药物洗脱支架、服用双联抗血小板药物，与对照组在支架内再狭窄、因心血管疾病死亡等方面无差异。

本病例患者为年轻男性，无糖尿病、高血压、吸烟等冠心病高危因素，因霍奇金淋巴瘤行纵隔放疗，先累积剂量40 Gy，心脏平均放疗剂量为1987.7 cGy，后又加量放疗18 Gy/9f，每次放疗剂量为2 Gy。纵隔共累积放疗剂量58 Gy，已足以引起放疗相关性冠心病。冠心病症状出现在放疗结束1年2个月后，该时间足以使放疗相关性冠心病进展至出现症状。冠状动脉造影结果显示严重冠状动脉病变，且为冠状动脉开口、近段严重狭窄病变，因此考虑患者为放射相关性冠心病。其中吡柔比星、甘油三酯高加速冠脉病变。

从中可以总结如下经验：①进行纵隔或胸部放疗时，注意预防放射相关性心血管病，严格做好心脏的保护。②心内科医生需认识该疾病，了解放射相关性冠心病的典型症状，冠状动脉造影、冠状动脉内超声的典型图像。③纵隔、胸部放疗的患者中放射相关性冠心病表现多样、冠状动脉病变严重，需积极行冠状动脉造影明确冠状动脉病变情况。④目前认为放射相关性冠心病患者行冠脉血管再通治疗时置入药物涂层支架配合双联抗血小板药物为最适合方案。

（柳州市人民医院　黄山松　陈慧生　陶覃龙　蒋芳勇）

参 考 文 献

[1] Caro-Codon J, Jimenez-Valero S, Galeote G, et al. Radiation-induced coronary artery disease: useful insights from OCT. Int J Cardiol, 2016, 202: 535-536.

[2] Darby SC, Ewertz M, McGalle P, et al. Risk of ischemic heart disease in women after radiotherapy for breast cancer. N Engl J Med, 2013, 368: 987-998.

[3] Heidenreich PA, Schnittger I, Strauss HW, et al. Screening for coronary artery disease after mediastinal irradiation for Hodgkin's

disease. J Clin Oncol, 2007, 25: 43-49.

［4］Lancellotti P1, Nkomo VT, Badano LP, et al. Expert consensus for multi-modality imaging evaluation of cardiovascular complications of radiotherapy in adults: a report from the European Association of Cardiovascular Imaging and the American Society of Echocardiography. Eur Heart J Cardiovasc Imaging, 2013, 14: 721-740.

［5］Liang JJ, Sio TT, Slusser JP, et al. Outcomes after percutaneous coronary intervention with stents in patients treated with thoracic external beam radiation for cancer. JACC Cardiovasc Interv, 2014, 7: 1412-1420.

［6］McEniery PT, Dorosti K, Schiavone WA, et al. Clinical and angiographic features of coronary artery disease after chest irradiation. Am J Cardiol, 1987, 60: 1020-1024.

［7］van Gameren M, Ligthart JM, Galema TW. Distinct Pattern of Constrictive Remodeling in Radiotherapy-Induced Coronary Artery Disease. JACC Cardiovasc Interv, 2016, 13: e121-e123.

［8］van Nimwegen FA, Schaapveld M, Cutter DJ, et al. Radiation dose-response relationship for risk of coronary heart disease in survivors of hodgkin lymphoma. J Clin Oncol, 2016, 34: 235-243.

［9］Veinot JP, Edwards WD. Pathology of radiation-induced heart disease: a surgical an autopsy study of 27 cases. Hum Pathol, 1996, 27: 766-773.

5. 50岁女士二尖瓣机械瓣置换术后2个月呼吸困难

50岁女士因胸闷住院。2个月前曾接受了机械二尖瓣置换和主动脉夹层修复术。

体格检查发现，患者颈静脉压升高，肺部双侧较多啰音，二尖瓣闭合声音强度减弱，国际标准化比值（INR）1.5。

超声心动图显示，二尖瓣平均跨瓣压差为12 mmHg，提示瓣膜狭窄。X线检查显示，瓣叶活动受限。

经食管超声心动图（图1）显示，机械二尖瓣上有较大的血栓，主动脉根部有一个小的新的剥离皮瓣。主动脉弓和降主动脉有明显的慢性剥离皮瓣，与之前的主动脉夹层修复相比，没有改变。

诊断为急性二尖瓣机械瓣膜血栓形成，决定静脉注射肝素。该患者表现为失代偿性心力衰竭，左侧瓣膜上有较大的血栓负担。可行紧急手术。然而，在2个月内再次开胸心脏手术有很高的死亡风险。由于该患者的主动脉根部存在剥离皮瓣，因此增加了溶栓治疗的出血风险。在与患者进行充分讨论后，采取了保守的治疗方

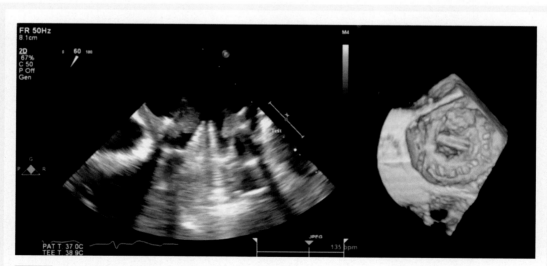

图1 经食管超声心动图显示机械二尖瓣上有较大的血栓

法,即静脉注射肝素3d。

患者的症状在几天内得到了改善,平均跨瓣压差降至5 mmHg。

讨论

机械瓣膜血栓形成是一种相对少见的并发症,年发生率为1%～2%,即使采用适当的抗血栓治疗也是如此。尽管监测期间INR在治疗范围内,也依然可以发生这种情况。瓣膜置换术后3～6个月的血栓形成风险最高,尤其是前10～30 d,这与瓣膜位置无关。二尖瓣机械瓣血栓形成风险比主动脉机械瓣高2～3倍。

机械瓣血栓形成的临床表现取决于瓣膜功能障碍是梗阻性还是非梗阻性。在短期内,梗阻性瓣膜功能障碍可表现为急性失代偿性心力衰竭症状和体征、晕厥(或先兆晕厥)、肺栓塞、卒中,甚至血栓栓塞引起的心肌梗死及心源性猝死。

当为非梗阻性时,患者甚至可能无症状,往往通过喀喇音(clicks)改变、瓣膜运动异常或受限,或者由于其他原因顺带进行的超声心动图检查显示跨瓣压差增加,才发现血栓形成。

超声心动图的证据表明平均跨瓣压差增加50%以上,无论瓣膜位置如何,都应进行进一步影像学检查。进一步影像学检查取决于所检查人工瓣膜的位置。当怀疑血栓形成时,经食管超声心动图通常是最初的评估方法,可用于发现严重的梗阻。经食管超声心动图通常是二尖瓣或三尖瓣人工瓣膜的首选方式,而多层螺旋CT能更好地观察机械主动脉瓣或肺动脉瓣。经食管超声心动图和(或)多层螺旋CT常联合X线检查,这样就可以在不受软组织干扰的情况下评估机械瓣膜的运动。

治疗方案取决于症状严重程度、瓣膜位置(右或左)和血栓大小。左侧机械瓣膜梗阻患者的死亡率和发病率较高,认为安全可行的情况下,应立即进行溶栓治疗或手术治疗。

NYHA心功能Ⅳ级、血栓较大(>5 mm)和左侧机械瓣膜血栓是高危特征,需要紧急干预,如手术。根据患者的情况,应考虑手术治疗与非手术治疗、纤溶治疗与抗凝治疗的风险和获益,并对心力衰竭进行治疗。对于不适合手术治疗,以及NYHA心功能Ⅰ级、Ⅱ级或Ⅲ级,血凝块较小(≤0.8 cm²),无或轻度冠状动脉疾病且未合并其他瓣膜病或对纤溶药物有禁忌的患者,根据患者意愿,推荐低剂量溶栓治疗。

6. 58岁男性冠状动脉内炎症改变

58岁男性患者，半个月前出现活动后胸骨后及心前区不适，呈闷胀感，行走及其他体力活动均可诱发，经休息后症状可以缓解，不向他处放射，每次持续约30 min后可自行缓解，无其他明显症状。

查运动平板试验未见明显异常。

CT显示，冠状动脉呈均衡型分布，左前降支及左回旋支直接起自左冠窦；左前降支、左回旋支、右冠状动脉近段管壁明显环形增厚，管壁少许钙化斑块及非钙化斑块，管腔不同程度狭窄，中段可见错层伪影，考虑为血管炎性改变（图1）。

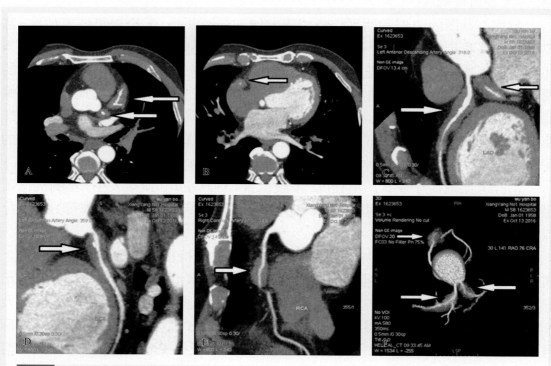

图1 计算机断层摄影术检测结果

A.横轴位图像：左前降支及左回旋支近段管壁环行增厚；B.横轴位图像：右冠状动脉近段管壁环形增厚；C～E.曲面重建图像显示左前降支、左回旋支及右冠状动脉管壁增厚的范围；F.容积再显图像：整体显示冠状动脉管壁增粗位置及范围

免疫球蛋白IgG 14.9 g/L。

患者6年前经磁共振和免疫球蛋白检查，诊断为自身免疫性胰腺炎、胆管炎，而后间断发作，行激素治疗后可缓解。还有"冠心病，不稳定性心绞痛"病史，间断行冠心病二级预防治疗。

结合临床表现、既往病史、冠状动脉CT和IgG水平考虑，患者存在IgG4相关性疾病冠状动脉损害。

讨论

由于IgG4相关性疾病累及冠状动脉，导致冠状动脉管壁纤维化，多表现为动脉瘤样扩张，在形成过程中可能压迫冠状动脉，进而引起相应冠状动脉供应区域心肌缺血、缺氧，导致一系列与冠心病相似的临床表现。

关于IgG4相关性疾病致冠状动脉病变的影像学报道并不多，现有资料提示，IgG4相关性疾病致冠状动脉病变的CT多表现出多发性、动脉瘤样扩张，管壁增厚等特点。

IgG4相关性疾病致冠状动脉病变需要与大动脉炎及冠状动脉壁内血肿相鉴别。大动脉炎累及冠状动脉时多造成冠状动脉开口及近段的管壁增厚、管腔狭窄及闭塞，而IgG4相关性疾病致冠状动脉病变仅累及冠状动脉近段，很少累及冠状动脉开口，并且管腔狭窄程度轻。冠状动脉壁内血肿也表现管壁的环形增厚，但范围较大，增强呈低密度不强化，而IgG4相关性疾病致冠状动脉病变增强呈持续性强化。

IgG4相关性疾病致冠状动脉病变发病率较低，关于其发病机制、临床特点等方面存在很多亟待解决的问题。而冠状动脉（CTA）作为直观的影像学检查手段，具有独特的影像学表现，诊断价值巨大。

（湖北医药学院附属襄阳市第一人民医院　杨　峰　赵海涛）

7. 反复发作肺栓塞伴晕厥：原因何在？

患者女，51岁，以间断胸闷6年余，下肢乏力15 d，突发意识丧失1次就诊。患者入院前15 d无明显诱因出现双下肢乏力，入院前1 d患者劳累后出现胸闷、憋气，后突发意识丧失，摔倒，伴面色苍白、胸闷，经呼叫约2 min后逐渐恢复意识，遂于2018年12月23日就诊于我院急诊，查胸痛三联：肌钙蛋白I ＜0.05 ng/ml；D-二聚体3.656 mg/L；B型钠尿肽198 pg/ml。

患者既往多次住院，2012年3月26日因"间断胸闷憋气1月余，伴晕厥3次"就诊，冠状动脉计算机断层血管造影（CTA）显示：右侧肺动脉主干及下叶肺动脉近段、左肺下叶动脉近段血管内多发充盈缺损改变，考虑双侧多发肺动脉栓塞。给予华法林联合低分子肝素抗凝治疗，出院后口服华法林治疗，未规律监测INR值。患者于2013年7月11日再次因"间断胸闷憋气"入院，检查结果大致同前，经肺动脉CTA再次诊断肺栓塞，再次给予静脉肝素抗凝治疗，出院口服华法林治疗，治疗2年后自行停用抗凝药物。

本次入院心电图（图1）提示电轴不偏，肺型P波，$S_1Q_{III} T_{III}$，V_1、V_2导联T波倒置。双下肢动静脉彩超提示双下肢动脉血流大致正常；双侧股、腘静脉血流通畅，右小腿胫后静脉血栓形成。结合既往病史及上述临床检查结果，考虑肺栓塞、下肢静脉血栓形成诊断成立。

确诊后给予皮下注射依诺肝素抗凝治疗。经治疗6 d后复查D-二聚体为4005 ng/ml。治疗后患者病情较前有所好转，停用肝素，改用利伐沙班15 mg，每天2次持续抗凝治疗。

患者近年来反复出现肺栓塞，伴右小腿胫后静脉血栓形成，且既往无可能导致肺栓塞和其他危险因素存在，考虑可能为凝血因子缺乏或者基因异常所致。为进一步排查病因，行血浆蛋白C活性和蛋白S活性测定，以及抗心磷脂抗体和抗$β_2$-糖蛋白1抗体定量检测。检测结果，该患者蛋白S活性（21.5%）明显低于正常参考值（60%～130%），蛋白C活性（107.6%）系正常值（70%～140%），故考虑该患者为蛋白S缺乏导致反复肺栓塞，建议患者长期抗凝治疗。

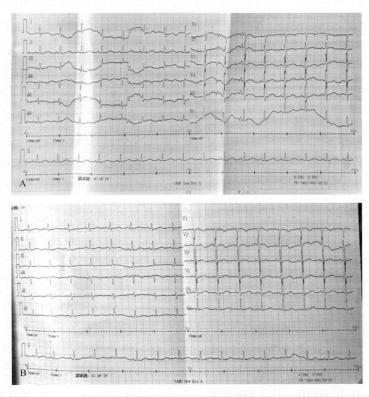

图1 A.入院第1天心电图；B.入院第3天心电图。结合所示，电轴不偏，肺型P波，$S_IQ_{III}T_{III}$，V_1、V_2导联T波倒置

讨论

肺血栓栓塞（PTE）和下肢深静脉血栓形成（DVT）是静脉血栓栓塞（VTE）的两个不同阶段。蛋白C与蛋白S均属蛋白C系统。蛋白C是一种需维生素K参与在肝脏中合成的丝氨酸蛋白酶原，在血浆中以酶原形式存在。而蛋白S作为活化蛋白C（activated protein C，APC）的辅因子，是一种维生素K依赖的糖蛋白，血浆中可以结合或游离两种状态存在。凝血过程中，活化的凝血因子Ⅷ（FⅧa）和活化的凝血因子Ⅴ（FVa）是凝血因子X（FX）和凝血酶原激活的限速因子。APC可水解灭活FⅧa和FVa，抑制FX和凝血酶原的激活，避免凝血酶与正常组织结合从而阻止凝血过程进展。蛋白S作为APC的辅因子，可使APC对FⅧa和FVa的灭活作用大大增强。可见，蛋白C与蛋白S基因突变导致的蛋白含量及活性异常，可减弱其抗凝过程中对FⅧa和FVa的灭活作用，是原发性VTE的重要致病因素之一。

近年来人们对蛋白C、蛋白S缺乏引起的PTE越发重视。Pubmed数据库中以"protein C deficiency"及"protein S deficiency"分别与"pulmonary embolism"组成检索词，截至2019年10月13日共分别检索到169篇和162篇文章，其中包含病例汇报80篇和78篇。一项系统回顾性研究，检索了1946～2013年Pubmed数据库以及1980～2013年Embase数据库中所有儿童肺栓塞文章，提示在PTE儿童患者（平均年龄14.86岁）中，包含有17%蛋白C缺乏症患者以及7%蛋白S缺乏症患者。此外，一项多中心研究报道了338例VTE的患者（1～19岁）中，包含25例蛋白C缺乏患者（7.4%），平均年龄10岁。上述研究提示蛋白C、蛋白S缺乏症患者更易发生VTE，并存在首次发病年龄较小、症状易反复等特点。临床实践中对于年轻且出现原因不明的反复发作血栓栓塞性疾病患者，有必要测定血浆蛋白C、蛋白S含量及活性，特别是有遗传倾向个体应行基因分析检测，尽早明确病因，进行下一步治疗。

原发性蛋白C或蛋白S缺乏患者推荐长期抗凝治疗。且已有报道指出凝血Xa因子直接抑制剂依度沙班可有效改善VTE且不影响血浆蛋白C、蛋白S含量。其他新型口服抗凝药如达比加群、利伐沙班、阿哌沙班等，均可在不影响维生素K依赖蛋白活性下发挥抗凝作用，效果优于维生素K抑制剂华法林，可作为原发性蛋白C、蛋白S缺乏症的长期抗凝药物使用。该患者本次出院后应长期服用利伐沙班预防肺栓塞复发和其他血栓栓塞事件。其他治疗方法包括注入新鲜冷冻血浆、静脉或皮下注射蛋白C浓缩物、肝脏移植等。

（天津医科大学第二医院　刘岱麒　梁　燕　刘　彤）

参 考 文 献

[1] 鞠彦秀, 赵凤芹, 胡娟. 蛋白C、蛋白S缺乏与肺血栓栓塞症的相关性研究进展. 国际呼吸杂志, 2017, 37: 1437-1440.

[2] Hirsh J, Fuster V, Ansell J, et al. A American Heart, F American College of Cardiology American Heart Association/American College of Cardiology Foundation guide to warfarin therapy. Circulation, 2003, 107: 1692-1711.

[3] Limperger V, Klostermeier UC, Kenet G, et al. Clinical and laboratory characteristics of children with venous thromboembolism and protein C-deficiency: an observational Israeli-German cohort study. Br J Haematol, 2014, 167: 385-393.

[4] Rajpurkar M, Biss T, Amankwah EK, et al. Pulmonary embolism and in situ pulmonary artery thrombosis in paediatrics. A systematic review. Thromb Haemost, 2017, 117: 1199-1207.

[5] Yamazaki H, Yagi S, Torii Y, et al. Edoxaban improves acute venous thromboembolism while preserving protein C and protein S levels. J Cardiol, 2018, 71: 305-309.

8. 吉西他滨膀胱灌注治疗后频发室性期前收缩

65岁男士，以间断心悸10 d入院。动态心电图监测提示：室性期前收缩23 285次/24小时，短阵室速3次/24小时。既往高血压病史。

患者于2017年10月因"血尿"于我院泌尿外科诊断为"膀胱恶性肿瘤"。术后定期进行吉西他滨膀胱灌注治疗。患者于泌尿外科住院时心电图示正常心电图。

患者入院后给予美西律100 mg，每天3次。冠脉造影检查显示未见明显狭窄。患者服用美西律后室早较前好转，继续予以美西律100 mg，每天3次，复查动态心电图示：窦性心律，室性期前收缩3572次/24小时。

为确定患者室性期前收缩是否与吉西他滨有关，在患者规律服用美西律的基础上，再次行吉西他滨膀胱灌注治疗前行动态心电图检查。用药后复查动态心电图，检查回报：用药前为窦性心律，室性期前收缩755次/24小时，部分形成二四联律；吉西他滨膀胱灌注后：多源性室性期前收缩2534次/24小时，偶见间歇出现，21次二联律，8次三联律，提示室性期前收缩与吉西他滨膀胱灌注治疗存在时间相关性。建议患者继续服用美西律至最后1次吉西他滨膀胱灌注治疗，嘱患者吉西他滨治疗前后适当增加美西律用药剂量，随访期间患者室性期前收缩控制良好。

讨论

吉西他滨是新一代的核苷类似物和嘧啶抗代谢物类抗肿瘤药物，可通过抑制DNA聚合酶和核糖核苷酸还原酶（导致细胞凋亡）来抑制脱氧核糖核酸（DNA）的合成。吉西他滨是用于治疗各种实体恶性肿瘤的常用化疗药物，是近30多年来首次被美国食品药品监督管理局（FDA），批准用于治疗晚期胰腺癌的药物，具有低毒、高效的作用。吉西他滨是一种相对耐受良好的化疗药，常见的副作用包括骨髓抑制、肝肾功能障碍、恶心、发热、皮疹、呼吸急促和脱发。

心脏毒性是各种抗肿瘤药物（如蒽环类药物和5-氟尿嘧啶化疗药）常见的副作用。许多新型分子生物治疗（如曲妥珠单抗和利妥昔单抗）也被认为具有潜在的心脏毒性，但心脏毒性不是吉西他滨单药治疗普遍报道的副作用。肝、肾及心血管疾病的患者应谨慎使用；在极少数情况下，其可能会导致可逆性脑病综合征、毛细血管渗漏综合征和成人呼吸窘迫综合征。急性心肌梗死、室上性心动过速等心律失常和心包炎等心血管毒性在使用吉西他滨治疗的患者中已有文献报道，但关于吉西他滨诱发的心肌病的数据很少。Shrum等对156例患者进行回顾性分析，进一步调查和评估患者易患新发作的吉西他滨引起的心肌病的临床特征。所有患者在开始或后续治疗中均接受吉西他滨治疗各种类型的癌症，其中包括51例卵巢癌，以及105例乳腺癌、肺癌、胰腺癌和膀胱癌。将患有新发充血性心力衰竭的患者与没有新发充血性心力衰竭的患者进行比较，4.5%的患者发生了新发充血性心力衰竭，其发生率高于先前的报道。患者基线特征如年龄、体重、体重指数（BMI）、先前接受多柔比星治疗或吸烟史等没有太大差异。另外，在吉西他滨引起新发充血性心力衰竭的患者中，除接受总剂量＞17 000 mg/m²外，还合并有糖尿病和冠状动脉疾病。因此，笔者建议对剂量＞15 000 mg/m²的所有患者进行随访，以监测和筛查心脏毒性。

基于目前的文献检索，尚未发现吉西他滨相关室性期前收缩的病例报道。患者应用吉西他滨行灌注治疗前心电图尚未发现室性期前收缩，应用吉西他滨治疗后出现无症状性室性期前收缩，冠状动脉造影检查未见狭窄病变可排除心肌缺血所致的室性期前收缩，且美西律控制效果明显。室性期前收缩发作与吉西他滨行膀胱灌注治疗有很好的相关性，临床上高度可疑吉西他滨治疗导致的室性期前收缩，患者应用美西律可很好地控制室性期前收缩，保证患者可以继续完成吉西他滨膀胱灌注治疗。

（天津医科大学第二医院　袁　铭　陈子良　刘　彤）

参 考 文 献

［1］Mattiucci G C, et al. Long-term analysis of gemcitabine-based chemoradiation after surgical resection for pancreatic adenocarcinoma. Ann Surg Oncol, 2013, 20 (2) : 423-429.

［2］Plunkett W, et al. Gemcitabine: metabolism, mechanisms of action, and self-potentiation. Semin Oncol, 1995, 22 (4 Suppl 11) : 3-10.

［3］Shrum K J , et al. New-onset congestive heart failure with gemcitabine in ovarian and other solid cancers. Am J Clin Oncol, 2014, 37 (4) : 364-368.

9. 老年女性心脏瓣膜病术后5年突发晕厥

患者杨某，女，74岁，因"阵发性心悸15年，加重伴头晕、黑朦2 d"，于2019年6月25日急诊入院。5年前以"风湿性心脏瓣膜病，二尖瓣狭窄（重度）并关闭不全，阵发性心房颤动，糖尿病"行"二尖瓣机械瓣置换术"。

患者出院后仍反复发作心房颤动，服用华法林、地高辛（0.125 mg，每天1次）和美托洛尔缓释片（23.75 mg，每天1次）。此后反复发作胸闷、气短、心悸，并有黑朦发生，无肢体活动障碍及晕厥，无黄视、绿视。24 h动态心电图检查结果（图1）：窦性心动过缓，窦性停搏（大于2 s的长R-R间期17次，最长R-R间期为4.42 s）。并有

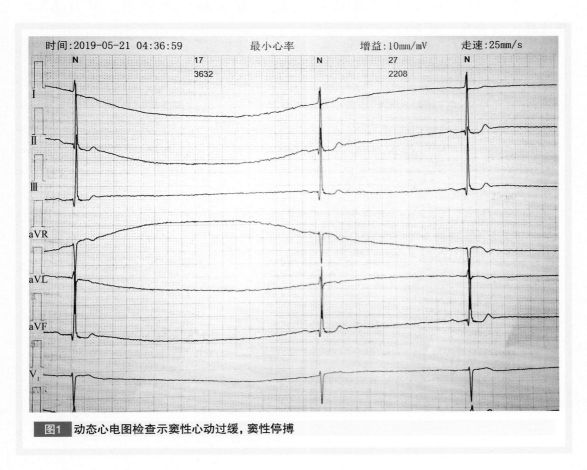

图1 动态心电图检查示窦性心动过缓，窦性停搏

一过性意识丧失持续数秒钟，清醒后心悸、乏力、头晕。入院后2 h再次出现一过性晕厥，心电监护显示：心脏停搏时间长达9 s。立即心脏按压，清醒后胸闷、气短。紧急予以起搏器置入术。

讨论

心脏瓣膜置换术后晕厥首先要除外瓣膜机械障碍。对于伴有阵发性房颤的患者，也要排除有无因房颤造成的心脏附壁血栓脱落导致脑栓塞。老年人窦房结病变导致功能减退从而引起一系列心律失常的综合表现，临床表现为慢-快综合征。缓慢型窦性心律失常为基础而产生头晕、黑矇、乏力、运动耐量下降，严重者可出现心绞痛、心力衰竭、晕厥、短暂意识丧失甚至猝死。快速型窦性心律失常表现为房颤、房扑、房性心动过速可出现心悸、胸闷、气短等。对于有症状的病态窦房结综合征应首选起搏器置入术，否则可能因为恶性心律失常或心脏停搏致死。

（哈尔滨医科大学附属第一医院　马立新　康宁宁　尹德春　郝佳慧　曲秀芬　赵玉娟）

参 考 文 献

[1] Epstein AE, DiMarco JP, Ellenbogen KA, et al. ACC/AHA/HRS 2008 Guidelines for Device-Based Therapy of Cardiac Rhythm Abnormalities: a report of the American College of Cardiology/American Heart Association Task Force on Practice Guidelines (Writing Committee to Revise theACC/AHA/NASPE 2002 Guideline Update for Implantation of Cardiac Pacemakers and Antiarrhythmia Devices) developed in collaboration with the American Association for Thoracic Surgery and Society of Thoracic Surgeons. J Am Coll Cardiol, 2008, 51 (21) : e1-62.

[2] Merie C, Kober L, Skov Olsen P, et al. Association of warfarin therapy duration after bioprosthetic aortic valer replacement with risk of mortality, thromboembolic complications, and bleeding. JAMA, 2012, 308: 2118-2125.

10. 年轻高血压患者合并多脏器功能损伤

男性29岁,以头晕、鼻出血、咳嗽、胸闷住院。一年前头晕、鼻出血,出血量较少,为1 ml左右,自行填压止血,多次测量血压均超过140/90 mmHg,最高达180/130 mmHg。近1个月咳嗽、胸闷、气短,伴体重下降、乏力。吸烟史10余年,平均20支/日,无饮酒史。

心脏彩超:左心室舒张期末径55 mm,室间隔厚度12.3 mm,左心室后壁11.5 mm,EF 41%。肺CT示右侧胸腔积液。尿蛋白2+。生化系列:ALT, 224 U/L; AST, 232 U/L;白蛋白, 32.6 g/L; LDH, 412 U/L; BUN, 11.97 mmol/L; Cr, 241 μmol/L;尿酸, 452 μmol/L;血钾, 5.31 mmol/L; D-二聚体, 8.27 mg/L。

诊断为高血压3级、心功能不全、肾功能不全和肝功能损伤。

患者为年轻男性,血压增高伴有多脏器功能损伤,无家族遗传性疾病,对其进行高血压病因的筛查:排除肾实质性疾病、肾血管性疾病、肾上腺疾病(如原发性醛固酮增多症)、嗜铬细胞瘤、Cushing综合征及主动脉缩窄等。

双肾彩超:右肾8.3 cm×3.4 cm,左肾9.2 cm×4.5 cm;双肾体积略小、双肾轻度弥漫性病变。双肾动脉彩超:双肾动脉未见异常。肾上腺CT:未见异常。

醛固酮、肾素、血管紧张素、ACTH及皮质醇都处于正常范围。测算ARR: 5.6,正常。24 h尿蛋白定量:1361.01 mg,增高。抗中性粒细胞胞质抗体:阳性1:10; C反应蛋白:89.86 mg/L;红细胞沉降率:73 mm/h。抗蛋白酶3抗体:阳性;抗核抗体:阴性。

患者肾功能、心功能和肝功能异常,胸腔积液,尿蛋白阳性,风湿免疫系统指标阳性,经过初步排查,目标集中于肾实质性疾病和风湿系统疾病,需要进一步明确是高血压导致的肾损害,还是肾实质性疾病导致的高血压,以及是否存在其他原因导致的肾损害,因此需进行肾活检。

肾活检显示:免疫荧光显示IgA(3+)系膜区、逗点状沉积;超微结构显示肾小球基底膜无明显增厚、足突大部分融合,系膜区可见高密度电子致密物沉积。病理诊断结果:①符合IgA肾病,系膜增生伴部分肾小球硬化及新月体形成,另外,该患者血清抗中性粒细胞质抗体(ANCA)阳性,不能除外合并ANCA相关性血管炎肾损伤可能;②间质血管TMA样改变。

该患者多脏器功能损伤，涉及多学科疾病。综合患者的病史、相关化验检查及肾活检结果，最后进行了多学科（风湿免疫科、心内科、肾内科、消化科及病理科医生）会诊，最终临床确定诊断为：继发性高血压（肾性高血压），ANCA相关性血管炎，IgA肾病，肾功能不全，心功能不全，心功能Ⅲ级，肝损伤。综合会诊意见，制订如下治疗方案：①一般治疗，低盐低脂饮食；②激素及免疫抑制剂治疗；③控制血压；④纠正心功能不全；⑤改善肝、肾功能。经治疗后患者1个月复查显示血压控制在140/90 mmHg左右，转氨酶、C反应蛋白、红细胞沉降率、免疫球蛋白均在正常范围；血肌酐仍轻度升高，仍存在蛋白尿。

讨论

该病例讨论的焦点是：一方面，高血压引起的是肾损伤还是肾实质性病变？另一方面，如果是肾实质性病变，是系统性血管炎中的ANCA相关性血管炎还是IgA肾病？还是二者并存？系统性血管炎包括大血管炎、中血管炎和小血管炎。在小血管炎中ANCA相关性血管炎（AAV）多见，ANCA相关性血管炎是一组以血清中能够检测到ANCA为最突出特点的系统性小血管炎，主要累及小血管（小动脉、微小动脉、微小静脉和毛细血管），且常导致严重的高血压，发病率不高，病情多样化，进展迅速，危害极大。

其临床表现复杂多样，可导致多器官受累。高血压患者出现下列情况要高度怀疑血管炎：①多脏器功能损伤；②肾脏受累，血肌酐进行性升高，类似肾小球肾炎；③肺部受累，肺内结节、固定或多变的阴影或空洞；④不明原因的发热；⑤皮肤受累，紫癜性皮疹或网状青斑、结节性坏死性皮疹；⑥神经系统，单神经炎或多神经炎；⑦不明原因的耳、鼻、喉及眼受损；⑧ANCA阳性（MPO-ANCA或PR3-ANCA）。血管炎患者可发病于任何年龄，AAV以中老年人群为主，诊断主要依靠病理活检和血管造影。血管炎时由于受累脏器不同，大、中、小血管不同，临床表现不同，有时还多种因素并存，实验室诊断较为困难。血清HMGB1水平、血清LAMP-2及其抗体水平在SV中显著增高，可反映SV的活动期严重程度及肾损伤的严重程度，两者联合诊断有较高的敏感性和特异性。

ANCA相关性血管炎患者的活动期主要表现为急进性肾小球肾炎，包括蛋白尿、镜下血尿和红细胞管型尿，缓解期可呈单纯蛋白尿，肾功能受累常见，最终常进展至终末期肾脏病，需肾脏替代治疗。肾动脉造影可见微小动脉瘤。病理以小血管全层炎症、坏死，伴或不伴肉芽肿形成为特点，可见纤维素样坏死和中性粒细胞、淋巴细胞、嗜酸性粒细胞等多种细胞浸润。病理检查几乎100%累及肾脏。

病理分型参照Berden的"ANCA相关肾炎的形态学分级"进行。局灶型：

≥50%相对正常的肾小球；新月体型：≥50%细胞型新月体肾小球；混合型：<50%新月体形成，<50%基本正常肾小球，<50%肾小球球性硬化；硬化型：≥50%肾小球球性硬化。其中硬化型的患者预后最差。IgA肾病是最为常见的一种原发性肾小球疾病，是指肾小球系膜区以IgA沉积为主，伴或不伴有其他免疫球蛋白在肾小球系膜区沉积的原发性肾小球病。病变类型包括局灶节段性病变、毛细血管内增生性病变、系膜增生性病变、新月体病变及硬化性病变等。其临床表现为反复发作性肉眼血尿或镜下血尿，可伴有不同程度蛋白尿，部分患者可以出现严重高血压或者肾功能不全。目前已有病例报告ANCA相关性血管炎合并IgA肾病，其中大多数是同时发现；也有在发现ANCA后数月发现IgA肾病。

　　因此有学者提出是否可以重新定义一种疾病——ANCA相关性肾炎和IgA肾病重叠的综合征，该疾病的临床表现和肾脏组织的特点与ANCA相关性血管炎相似，免疫抑制剂治疗都有较好的反应。本例患者起病比较隐匿，因高血压就诊，发现多器官功能受损，进一步肾活检明确诊断——ANCA相关性血管炎合并IgA肾病。本病例给予我们的启示：对于年轻的高血压患者一定要进行高血压病因筛查，以发现病因，及时针对病因进行治疗尤其重要。

（哈尔滨医科大学附属第一医院　康宁宁　林志国　宋乾坤　魏雪敏　赵彦萍　赵玉娟）

参 考 文 献

［1］卞小燕, 梁萌. 抗中性粒细胞胞质抗体相关小血管炎合并IgA肾病一例. 中华肾脏病杂志, 2015, 31 (10)：785-787.

［2］Bantis C, Stangou M, Schlaugat C, et al. Is presence of ANCA crescent IgA nephronpathy a coincidence or novel clinical entity? A case series. Am J Kidney Dis, 2010, 55: 259-268.

［3］Berden AE, Ferrario F, Hagen EC, et al. Histopathologic classifyion of ANCA-associated glomerulonephritiss. Am Soc Nephrol, 2010, 21 (10)：1628-1636.

［4］Yang Y, Shi S, Chen Y, et al. Clinical features of IgA nephropathy with serum ANCA positivity: a retrospective case-control study. Clinical Kidney Jorunal, 2015, 8 (5)：482-488.

11. 双冠状动脉瘘导致胸痛

50岁男士,因胸痛半年入院。患者入院前半年反复无明显诱因出现胸痛,胸痛位于心前区,呈压榨性疼痛,放射至后背部,持续时间,约20 min至数小时不等,可自行缓解,未予以重视。超声心动图发现左心房稍扩大(前后径39 mm,左右径41 mm),右冠状动脉-肺动脉瘘(图1)。

冠脉造影示:左前降支近段处有一瘘管,引流入左心房,右冠状动脉近段存在第二处瘘管,引流入肺动脉(图2)。建议行64排螺旋CT冠状动脉成像检查,但患者拒绝行该项检查。根据上述各项检查结果,诊断患者为先天性心脏病,双冠状动脉瘘。经过抗血小板聚集、调脂、贝那普利控制血压、抑制心肌重构、降低心肌耗氧量及抗心肌缺血等治疗后患者胸痛症状未再发作,且考虑患者瘘管细小,未发现心脏结构严重改变及肺动脉高压表现,未出现血流动力学和心肺功能异常,故未予以特殊处理,建议定期复查,必要时介入封堵或外科手术治疗。出院后随访1个月,患者未再发胸痛症状。

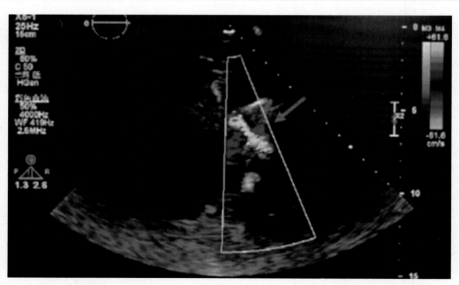

图1 超声心动图发现右冠状动脉-肺动脉瘘(灰色箭头所指)

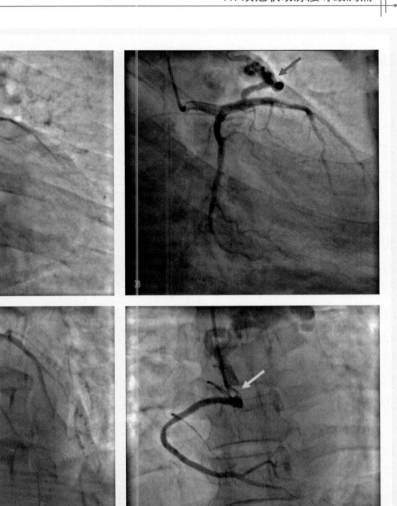

图2 冠脉造影示:左前降支近段处有一瘘管,引流入左心房(A~C.灰色箭头所指);右冠状动脉近段存在第二处瘘管,引流入肺动脉(D.白色箭头所指)

讨论

从冠状动脉瘘(coronary artery fistula, CAF)临床表现方面来说,大部分患者可以终身无症状,少部分患者因年龄增长而瘘口增大,左向右分流量增加,可在成年后出现症状。如血液经瘘管分流量过大,在舒张期可导致冠状动脉灌注压迅速下降,影响相应供血区域血供,则导致出现心肌缺血性胸痛症状,即"冠状动脉盗血现象"。瘘管引流部位不同也会导致不同临床症状,如引流至左心房的冠状动脉瘘一般不会导致左向右分流，但会导致左心房血流量增加。而引流至肺动脉的冠状动脉瘘所导致的血流动力学改变，近似于动脉导管未闭。极少数情况下，CAF可导致急性心肌梗死、心力衰竭、恶性心律失常、心脏压塞甚至猝死等情况。

本例患者通过冠状动脉造影及超声心动图检查明确显示左前降支近段处有一处瘘管，引流入左心房，右冠状动脉近段存在第二处瘘管，引流入肺动脉。该例患者存在双冠状动脉瘘，临床少见。而这两处冠状动脉瘘管分别引流入左心房及肺动脉则更少见。

目前，临床上对于冠状动脉瘘的治疗指征和时机问题一直存在争议。①部分学者认为并不是所有的冠状动脉瘘均需要手术干预，无症状、瘘口细小、分流量小的单纯先天性冠状动脉瘘患者有瘘管自行闭合的可能，可长期随访。②亦有学者认为本病一旦确诊均应尽早手术治疗，尤其是对分流量大、有症状、合并冠状动脉瘤形成及合并其他心内畸形者，瘘管自然关闭的病例极其少见，且可能继发细菌性心内膜炎、心肌缺血、冠状动脉瘤破裂等并发症，尽早手术可防止晚期症状及并发症的发生。冠状动脉瘘的治疗方法可通过介入方法行弹簧圈封堵瘘管或外科手术治疗。通过阻断瘘管分流，防止冠脉"盗血"引起心肌缺血，并防止被引流血管或心腔压力增加导致不良临床后果。但既往也有病例报道1例冠状动脉回旋支-支气管动脉瘘，患者行弹簧圈封堵但临床症状未见改善。

对于该例患者，我们根据冠状动脉造影及超声心动图检查评估其左前降支-左心房瘘及右冠状动脉-肺动脉瘘均发育细小，仅有左心房稍扩大，未发现肺动脉高压表现，血气分析及肺功能均正常，表明该瘘管并未对患者的血流动力学和心肺功能造成明显影响。患者行介入治疗或外科手术治疗可能不能达到改善临床症状的目的，反而要承担手术风险。该患者经药物非手术治疗后症状缓解，病情稳定，但需加强定期随访。综上所述，对于这类患者需要仔细评估临床情况，并根据冠状动脉造影、CT冠状动脉成像、超声心动图、肺功能等检查结果，综合判断是否行冠状动脉瘘介入封堵或外科手术治疗及制订相应药物治疗计划。

（海南医学院附属第一医院　左　琦　李天发　张玉卓　张光星）

参 考 文 献

[1] Chiu SN, Wu MH, Lin MT, et al. Acquired coronary artery fistulae after open heart surgery for congenital heart disease. Int Cardiol, 2005, 103: 187-192.

[2] Darwazah AK, Hussein IH, Hawari MH. Congenital circumflex coronary arteriovenous fistula with aneurysmal termination in the pulmonary artery. Tex Heart Inst J, 2005, 32 (1): 56-59.

[3] Mangukia CV. Coronary artery fistula. Ann Thorac Surg, 2012, 93 (6): 2084-2092.

12. 心肌梗死患者急诊PCI术后阿斯发作

    51岁男士因胸痛1 h诊断为"急性ST段抬高型前壁心肌梗死"，给予"替格瑞洛片180 mg和阿司匹林片300 mg"口服，行急诊冠状动脉介入治疗。既往有高血压病史3年，间断口服硝苯地平缓释片，否认糖尿病史。

    急诊行选择性冠状动脉造影示：左前降支自近段100%闭塞；可见血栓负荷重，右冠状动脉和回旋支未见明显狭窄。行血栓抽吸和冠状动脉内注射替罗非班，并置入支架1枚，术后TIMI血流3级。

    术后给予替罗非班注射液以5 ml/h泵入24 h。继续口服替格瑞洛片90 mg每日2次，阿司匹林、瑞舒伐他汀。肌酸激酶同工酶（CK-MB）、心肌肌钙蛋白T（cTnT）、N末端B型利钠肽原（NT-proBNP）动态演变见图1。

    术后8月31日凌晨4:58患者在睡眠中突然出现四肢抽搐、意识不清。心电记录提示（图2）：高度房室阻滞合并心室停搏，持续20 s后转复为窦性心律，此后1 h内共有5次阿斯发作，给予胸外心脏按压后意识恢复，最长的心室停搏为50 s。急诊行临时心脏起搏器置入术并复查冠状动脉造影提示：冠状动脉原左前降支支架通畅。停服替格瑞洛片并更换氯吡格雷后患者病情稳定，未再出现阿斯发作、头晕、晕厥等症状。

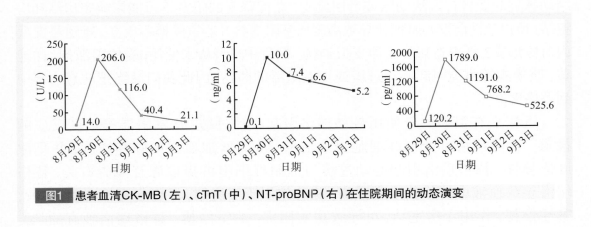

图1 患者血清CK-MB（左）、cTnT（中）、NT-proBNP（右）在住院期间的动态演变

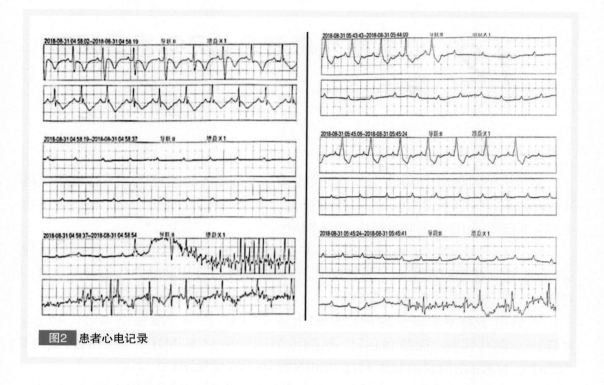

图2 患者心电记录

讨论

患者胸痛1 h即来就诊，3 h内进行了介入手术，4 h内恢复血流，在缺血最严重的时候没有出现阿斯发作，却在30 h后出现，这不符合常理。冠状动脉造影证实了罪犯血管为左前降支，右冠状动脉和回旋支均未见明显狭窄，而窦房结动脉和房室结动脉均起源自右冠状动脉或者回旋支，左前降支的闭塞不可能影响窦房结和房室结，所以急性前壁心肌梗死导致高度房室阻滞合并心室停搏不成立。难道是支架内血栓形成？复查造影显示原支架通畅。病程中患者从未使用β受体阻滞剂、洋地黄、胺碘酮等可能引起心动过缓或房室阻滞的药物，因此我们最终把注意力集中到替格瑞洛。

近年来有很多关于使用替格瑞洛引起心动过缓、房室阻滞等不良反应的报道。替格瑞洛可抑制红细胞摄取腺苷，从而增加血浆中腺苷浓度，并呈浓度依赖性。替格瑞洛引起心动过缓与抑制红细胞再摄取腺苷障碍有关，替格瑞洛导致血液中的腺苷浓度升高，腺苷作用于窦房结，可引起窦性心动过缓、窦性停搏，作用于房室结，可导致房室阻滞、心室停搏。替格瑞洛独有的"类腺苷"效应是心动过缓和呼吸困难的主要原因。替格瑞洛临床应用中国专家共识建议：①在心动过缓事件风险较高的患者中，如患有病态窦房结综合征、二度或三度房室阻滞或心动过缓相关晕厥但未置入起搏器,替格瑞洛临床经验有限,使用时需谨慎;②尚无证据显示替格瑞洛不能与引起心动过缓的药物联用;③替格瑞洛引发的心室停搏常可自行缓解,通常无须特殊处理,但应密切关注。该病例心室停搏反复发作,持续时间最长达50 s,虽然置入了临时心脏起搏器,但是停用替格瑞洛后未再出现房室阻滞及心室停搏,这也符合替格瑞洛药物不良反应的特点,即常可自行缓解,通常无须特殊处理。这例患者发生心室停搏与替格瑞洛独有"类腺苷"效应仍属于很可能有关,还没有构成肯定的相关关系。尽管如此,报告此病例可以使广大心血管内科医生对替格瑞洛提高警惕。

参 考 文 献

[1] 中国医师协会心血管内科医师分会血栓防治专业委员会, 中华医学会心血管病学分会介入学组, 中华心血管病杂志编辑委员会. 替格瑞洛临床应用中国专家共识. 中华心血管病杂志, 2016, 44 (2) : 112-120.

[2] Baker NC, Nadour W, Friehling M. Clinically signifcant ticagrelor induced conduction abnormalities following percuta neous coronary intervention. Int J cardiol, 2016, 214: 21-22.

13. 60岁男士胸痛心电图正常但随之发生阿斯综合征

患者男，60岁，突发持续剧烈胸痛，含服硝酸甘油不缓解，伴有大汗、乏力、眼前黑矇、恶心。当地医院心电图：窦性心律，心电轴无偏移，正常心电图见图1。

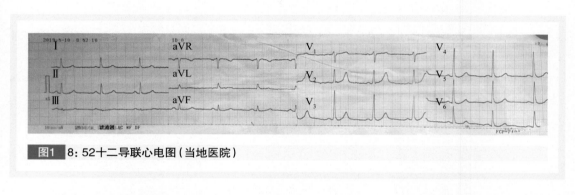

图1 8:52十二导联心电图（当地医院）

患者病情不见好转，迅速来我院急诊科就诊，再次查心电图示：窦性心律，$V_{1\sim3}$导联ST段弓背向下抬高，T波高尖，II、III、aVF、$V_{7\sim9}$导联ST段压低>0.05 mV（图2）。

患者之后突发阿-斯综合征，意识丧失、抽搐，胸外按压，心肺复苏，心电监护示：心室颤动，立即给予200 J双相非同步直流电除颤1次，患者意识恢复。

考虑急性ST段抬高型心肌梗死（前间壁），立即给予双抗负荷量治疗：阿司匹林300 mg和替格瑞洛180 mg口服。立即到导管室行冠状动脉造影，结果显示LAD近段完全闭塞（图3），遂于病变处置入3.5 mm×22 mm支架1枚。

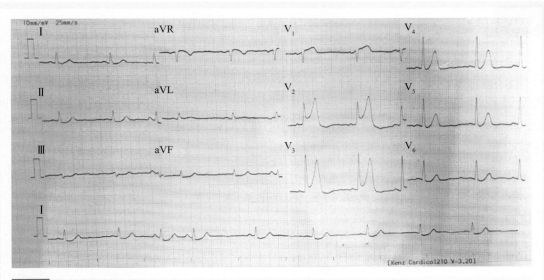

图2 10:16急诊科心电图

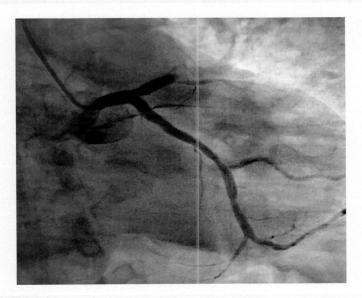

图3 冠状动脉造影结果

![讨论]

　　突发持续胸痛伴有心电图正常的不能完全排除急性心肌梗死（AMI），尤其是ST段抬高型心肌梗死（STEMI）。有时病情在数分钟或数十分钟内就会有较大的演变过程，该患者仅在当地医院查心电图时正常，但短时间内就出现了超急期的改变，多次复查心电图观察有无动态演变对STEMI的诊断价值极高。STEMI伴发阿-斯综合征是立即PCI实施再灌注的强适应证。

　　（哈尔滨医科大学附属第一医院　齐浩维　康宁宁　刘　越　刘春南　张晓卉　赵玉娟）

参 考 文 献

［1］中华医学会心血管病学分会, 中华心血管病杂志编辑委员会. 急性ST段抬高型心肌梗死诊断及治疗指南. 中华心血管病杂志, 2015, 43 (5) : 380-393.

［2］ESC Guidelines for the management of acute myocardial infarction in patients presenting with ST-segment elevation. Eur Heart J, 2012, 33: 2569-2619.

14. 烦躁不安的29 d女婴

29 d的女婴2 d前出现烦躁不安、哭闹不止,吃奶差伴呕吐,家人曾考虑到与家中存放的"磷化铝农药"有关,遂在当地医院诊治,但效果差,最终以"哭闹烦躁2 d,呕吐伴精神差17 h"急诊入院。

本次急诊,体格检查示心律齐,心音低钝,各瓣膜听诊区未闻及病理性杂音,心率144次/分;心电图(图1)显示为短阵多形性室性心动过速。心肌酶谱、NT-proBNP升高;磷4.9 mmol/L、钾8.9 mmol/ L。

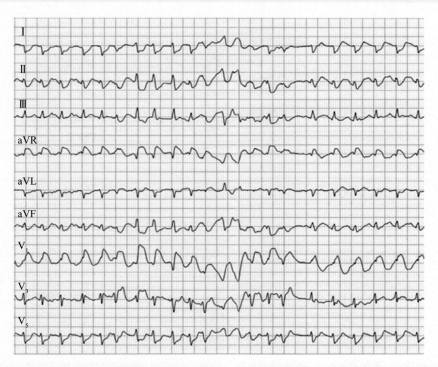

图1 心电图示:①短阵室性心动过速,QRS>0.12 s,形态多变,伴R-R间距的变化;②能自动终止;③QT间期延长;④窦性夺获和室性融合波

结合其他检查结果，最终诊断为：①急性磷化氢中毒；②多器官功能衰竭；③弥散性血管内凝血（DIC）；④电解质紊乱、高钾血症、高磷血症。

遂立即给予10% 葡萄糖酸钙10 ml静脉推注，5%碳酸氢钠100 ml、10% 葡萄糖250 ml加胰岛素6 U静脉滴注，另给予肾上腺素、普罗帕酮、地塞米松、多巴胺等，输入冷冻血浆和呼吸机辅助通气。

约1 h后，血钾升高至9.6 mmol/L。心电图（图2）呈典型高血钾正弦波波形。随后发生心室颤动、心搏骤停，经抢救无效死亡。

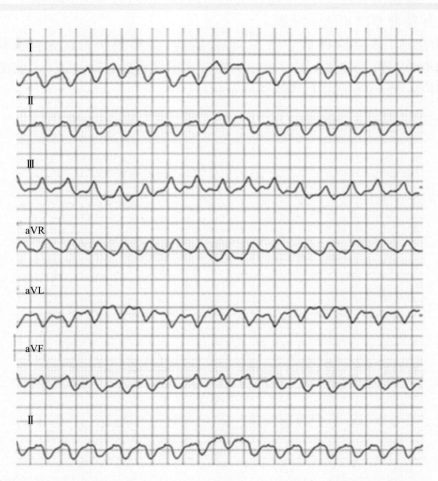

图2 心电图示：无明显P波，QRS波群增宽与 T 波融合成规则、振幅相等的连续正弦波

讨论

磷化铝为毒性极高熏蒸杀虫剂,与空气中水蒸气结合释放无色的磷化氢气体,被吸入人体后,经血液循环约1 h可遍布全身,作用于细胞线粒体,抑制细胞色素氧化酶,阻断呼吸链致细胞能量代谢障碍,使呼吸道、心、脑、肝、肾组织细胞变性坏死。

本例患儿出现呼吸衰竭、低氧血症;心肌受损,心肌酶谱增高并顽固性低血压休克;转氨酶升高;直至昏迷。低血压休克、代谢性酸中毒等多因素使肾脏灌注不足,加上磷化氢对肾脏的损害,最终发生急性肾衰竭,引起严重的高钾血症。

值得注意的是,磷化氢中毒没有有效解毒剂,因此,接触者及时就医观察,尽早发现诊治。

就高钾血症而言,引起恶性心律失常者应引起临床高度重视,控制转复室性心动过速的同时,及时将血钾降至正常水平。其中的治疗原则是去除相应致病因素,采用利尿剂、血液透析、高糖加胰岛素、补充钙剂、纠正酸中毒等降低血钾。

此外,这一案例还提示,每到草木繁盛季节,各处常会喷洒农药以杀虫,虽不一定是"磷化铝农药",但婴幼儿还是避开为上。

(河南省人民医院　廉湘琳　徐金义　孙汝平　秦巧云)

15. 反复口腔溃疡合并巨大冠脉瘤的32岁男士

32岁男士，因反复口腔溃疡伴胸闷入院。入院前7年无明显诱因出现口腔溃疡，伴皮肤红斑、颈部包块，就诊于外院，临床考虑血管瘤，行颈动脉血管造影，诊断为右侧颈动脉瘤。后行右侧颈内动脉结扎术、右颈动脉大隐静脉移植术，术后病理为血管炎症改变。

3年前于我院行针刺反应试验结果见皮肤呈疱疹样改变，结合患者反复口腔溃疡及皮肤红斑病史，确诊为"贝赫切特病"，并给予泼尼松及羟氯喹治疗。2周前患者静息状态下出现胸骨后憋闷感，范围约手掌大小，心电图检查无异常，给予对症治疗后约1 h缓解，但胸闷症状仍间断发作；胸闷为心前区憋闷感，放射至左肩部，持续3～5 min，休息可缓解，症状发作与活动有明显相关性；实验室检查C反应蛋白明显升高（85.5 mg/L）。

冠状动脉CTA检查结果（图1）提示：右冠近中段弥漫性增宽并腔内血栓形成、管腔闭塞；左前降支近段真性动脉瘤形成；左回旋支近中段巨大假性动脉瘤并

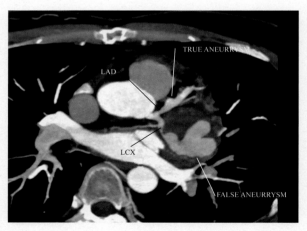

图1 计算机断层摄影冠状动脉造影检查示左前降支近段真性动脉瘤，左回旋支近中段巨大假性动脉瘤

TRUE ANEURRYSM:真性动脉瘤;FALSE ANEURRYSM:假性动脉瘤;LAD.左前降支;LCX.左回旋支

周围血栓形成。临床诊断：贝赫切特病并冠状动脉血栓形成、冠状动脉瘤形成。

讨论

贝赫切特病（BD），又称白塞病，是一种累及多个系统的慢性疾病，以口腔和外阴溃疡、眼炎及皮肤损害为典型临床表现，病情呈反复发作和缓解交替进行。BD血管病变可累及全身大小动脉，其病理基础是血管炎症。我国BD患者有20%～30%合并大中血管炎，小血管病变患病率为7.7%，是BD致残、致死的主要原因之一。BD合并冠状动脉瘤临床上较为罕见，本例患者同时合并真性动脉瘤和假性动脉瘤，临床上更为少见，其诊断依据在于：①患者有明确的BD病史，且C反应蛋白明显升高可评价BD血管炎症；②患者既往右侧颈动脉病理结果为血管炎症改变；③患者无糖尿病、高血压及血液病等急慢性疾病病史。

目前，大量的研究结果表明BD血管病变的始动因素是血管内皮功能损伤。有学者通过研究提出血管内皮功能损伤是BD患者血管血栓形成、管腔狭窄、闭塞、心肌缺血及动脉瘤形成的关键因素，动脉瘤破裂对患者致死率极高。Marzban等的研究中发现，BD冠状动脉受累的好发人群是40岁以下的男性患者，典型表现为胸闷、胸痛。本病患者主要以胸闷就诊，在诊断时需要与稳定型心绞痛相鉴别。稳定型心绞痛好发于40岁以上的男性，以发作性压迫性胸痛或胸部不适为主要临床表现，休息或服用硝酸酯类药物后症状消失，症状发作与情绪、劳累等相关。

BD累及全身多个系统，临床表现多样，当患者出现胸痛、胸闷症状时，应充分重视BD心脏血管病变，另外可通过心脏超声、CMR等检查进行诊断、评估，有助于提高其预后，降低致死率、致残率。

（兰州大学第一医院　高玉岭　辛文龙　雷军强）

参 考 文 献

［1］中华医学会风湿病学分会. 白塞病诊断和治疗指南. 中华风湿病学杂志, 2011, 15 (5)：345-347.

［2］Marzban M, Mandegar MH, Karimi A. Cardiac and great vessel involvement in "Behcet's disease". J Card Surg, 2008, 23 (6)：765-768.

16. 房颤消融术中心包积液的患者

　　63岁男士以心房颤动入院，既往高血压、糖尿病病史。行心房颤动冷冻球囊消融术。术前口服达比加群胶囊110 mg，每天2次，共3周。计算机断层摄影术：左心房及两肺静脉主干未见明确血栓，予以完善相关术前检查。

　　术中出现血压下降，数字减影血管造影（DSA）透视下提示心包积液，给予多巴胺升压、输液等处理，紧急行心包穿刺持续抽液并回输至体内，使血压维持在110/70 mmHg左右，观察30 min，考虑出血速度未减慢，予以转至手术室行"体外循环下心脏破裂修补术"，术中见心包内大量血性心包积液约400 ml，破口位于左肺静脉入左心房处，直径约1 cm，位于肺静脉侧后壁位置，累及部分肺静脉，出血量大。

　　术中常规建立体外循环。并行循环，降温阻断升主动脉。经升主动脉根部直接灌注4 : 1冷血停搏液，心脏停搏。使用4-0Prolene线4针带垫片间断缝合心脏破口，体外循环时间82 min，主动脉阻断时间27 min，关胸时发现手术创面渗血明显，先后予以鱼精蛋白600 mg中和肝素、纤维蛋白原1000 mg补充纤维蛋白原、凝血酶原复合物400 U、单采血小板10 U，效果欠佳，手术创面渗血仍明显，考虑到术前使用达比加群抗凝治疗，予以依达赛珠单抗针2.5 g静脉推注，间隔10 min后再次静脉推注依达赛珠单抗2.5 g，20 min后手术创面渗血逐渐减少，1 h后关胸结束手术，手术顺利。术后监测未发现严重肝、肾功能损害及凝血功能异常，3 d后重新启动抗凝治疗，随访2个月未发现有栓塞事件发生。

讨论

　　抗凝药物的解毒剂或逆转剂在降低病死率或改善出血事件的总体临床进程方面的具体作用尚未完全明确。达比加群是一种直接凝血酶抑制剂，用于预防非瓣膜性心房颤动患者的缺血性脑卒中和全身栓塞以及预防和治疗静脉血栓栓塞。依达赛珠单抗是达比加群的特异性逆转剂，是一种特异性、高效抑制达比加群免疫片段（Fab）的人源化单克隆抗体，它在体外和体内条件中以1 : 1化学计量关系降低达比加群活性。

　　大多数与应用达比加群相关的出血并发症是轻微-中度程度出血，可以通过简单地暂时停用药物、一般物理或药理学止血措施、观察病情变化等方法处理。在严重出血事件或需要紧急手术时，可输注依达赛珠单抗逆转达比加群的作用。有文献报道在无法控制出血或需要紧急手术的患者中98%的患者单用5 g剂量的依达赛珠单抗足够逆转达比加群作用，而且大多数患者能维持24 h的逆转。在多个研究中观察到的依达赛珠单抗能稳定、快速和持久的逆转达比加群作用。

　　本病例报道的临床经验证实了依达赛珠单抗逆转达比加群的有效性，并且未发现与使用依达赛珠单抗的直接相关的副作用。疗效及副作用均还需更多临床证据证实，需要进一步的数据来确定其使用的最佳临床方案。

（温州医科大学附属第一医院　冯霞飞　谢强丽　周　希　黄伟剑）

参 考 文 献

[1] Glund S, Stangier J, Schmohl M, et al. Safety, tolerability, and efficacy of idarucizumab for the reversal of the anticoagulant effect of dabigatran in healthy male volunteers: a randomised, placebo-controlled, double- blind phase 1 trial. Lancet, 2015, 386 (9994) : 680-690.

[2] Schiele F, van Ryn J, Canada K, et al. A specific antidote for dabigatran: functional and structural characterization. Blood, 2013, 121 (18): 3554-3562.

17. 反复晕厥的85岁患者

85岁男性晕厥反复发作。既往患者有帕金森病病史伴认知功能障碍和高血压,无冠状动脉疾病或心律失常病史,仅服用左旋多巴/卡比多巴进行治疗。

因认知功能障碍,患者无法详细描述其病史。据家属回忆,患者仅在站立时发生晕厥,但尚不明确站立多久可发生晕厥,通常是站立数分钟后。另外,晕厥前患者有哪些前驱症状也未明确,但家属可根据患者外貌来确定患者何时要发生晕厥。

晕厥持续时间较短,通常为几秒钟,之后患者意识可快速恢复。晕厥发生频率随时间逐渐增加,目前每日发生数次。之前患者曾进行24 h动态心电图和超声心动图,均没有显著变化。

结合病史,高度怀疑患者为神经源性直立性低血压。对立位生命体征进行评估,发现患者的仰卧位血压为150/80 mmHg,心率为70次/分。站立5 min后,心率仍为70次/分,血压下降为90/50 mmHg。尽管患者未报道有任何症状,但家属表示患者可能要发生晕厥。

心血管自主功能测试显示有明显的自主神经系统衰竭,包括在倾斜试验中有明显的低血压反应和在Valsalva动作期间血管收缩不足。患者有仰卧位高血压,初始收缩压为190 mmHg。头部向上倾斜80°后,出现渐进性的低血压,心率反应不明显。在逆转倾斜台后,患者的血流动力学很快恢复。

总体来说,神经源性直立性低血压的临床特征为血压下降>20/10 mmHg或>30/15 mmHg(基线时有仰卧位高血压),心率轻微增加或未增加。虽然左旋多巴可能促进低血压的发生,但仍需用其来治疗帕金森病。因此,给予患者米多君。服药时间为上午8时、中午和下午4时,实际上在典型活动期前,患者已服用米多君进行治疗,以防加重仰卧位高血压。

此外,医生告知家属若患者出现类似临床事件,家属需帮助患者转换为仰卧位,但这或导致随访期间晕厥的发生频率主观降低。

讨论

据指南推荐,完整的病史、体格检查和12导联心电图是诊断晕厥的关键。病史应侧重于易感因素、前驱症状、体征、恢复时间和症状。然而,不幸的是认知功能障碍通常会导致患者混淆病史,延误诊断。因此,通过明确病史的关键因素,获得附加信息或有助于诊断。在智能化时代,旁观者录制的视频或可为医生提供帮助。

另外,还要评估直立性低血压的非神经原因,包括脱水、失血和可导致低血压的药物。长期站立或坐位后的晕厥、反复性头痛、应激性晕厥和恢复期疲劳均与血管迷走神经性晕厥相关。

体格检查在诊断晕厥时具有核心作用。直观地对立位生命体征进行评估对神经源性直立性低血压的诊断至关重要。在仰卧数分钟和站立至少5 min后均应检测患者的立位生命体征,并经常记录患者的血压和心率。在较为虚弱的患者中,通过坐立试验评估立位生命体征或更为实用,且准确性合理。当通过坐立试验评估时,血压下降≥15/7 mmHg应视为显著变化。在老年患者中,立位生命体征具有较高的诊断率,且成本较低。

心脏自主神经功能检测是诊断神经源性直立性低血压的金标准。其中,头位倾斜试验和对Valsalva动作的反应在临床诊断神经源性直立性低血压时较为重要。这些检测有时仅可在专门的自主检测中心获得。

头部向上倾斜时,静脉回流量减少,心脏前负荷下降,且有时患者动脉压也降低。前者可由心脏机械感受器感受到,后者可由颈动脉窦和主动脉弓压力感受器检测到。这些变化可引起交感神经反射的增加,从而使体循环的血管阻力增加及代偿性心动过速。头位倾斜试验的典型神经源性直立性低血压表现包括快速和持续性直立性低血压(直至床位恢复至水平位置)和缺乏代偿性心动过速。

总之,自主神经系统衰竭是反复晕厥的常见原因,尤其是对于老年患者。注意病史中的细节,包括晕厥的诱发因素和前驱症状对明确诊断至关重要。正确测量晕厥患者的立位生命体征可提供有价值的信息,具有成本效益,对诊断神经源性直立性低血压同样重要。

18. 写作业就胸痛的13岁学生

患者为13岁女童，4年来胸痛多于日间上课及夜间写作业期间发作，为闷痛，心前区为著，持续数秒不等，可自行缓解，限制活动量后症状无明显改善，未给予诊治，且症状性质无明显变化；而近1个月，发作时可持续数分钟至1 h不等。

患者不伴发热、心悸、咳嗽等，多次就诊，超声心动图、X线胸正位片、碳-13呼气试验均未见异常，应用辅酶Q10、果糖二磷酸等药物营养心肌，治疗效果欠佳。其母有多发性硬化病史。

入院查体，可见肋弓轻度外翻，心音有力，$P_2 > A_2$，各瓣膜听诊区未闻及明显杂音，余无特殊阳性体征。

心电图示（图1）：窦性心律，电轴临界右偏，不完全右束支阻滞，逆时针转位，$V_1 \sim V_4$导联T波倒置，V_5导联T波低平。24 h动态心电图示持续长时间一度房室阻滞，未见房性、室性期前收缩等快速性心律失常。

实验室检查，抗心磷脂抗体2次检查分别为19 U/ml及16 U/ml（正常参考值<12.0 U/ml）。余均无异常。

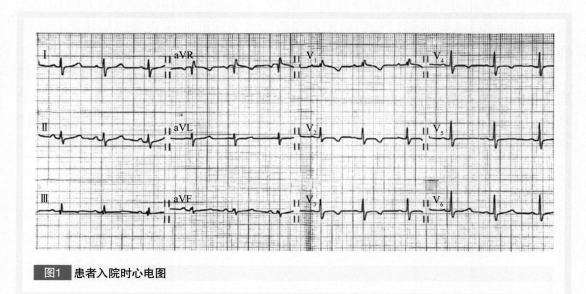

图1 患者入院时心电图

曾怀疑自身免疫介导心肌炎,在给予磷酸肌酸钠及维生素C静脉滴注并给予丙种球蛋白冲击治疗(25 g×2 d)后,患者不仅无好转,还出现发热等症状。

此外多次复查心电图较前无明显变化,心肌酶谱均未见升高,超声心动图及心脏增强磁共振均未见异常。

最终,还是冠状动脉增强计算机断层摄影术(CT)发现了端倪。

结果显示,虽未见冠状动脉起源异常或畸形、无明确粥样硬化征象,但可见胸廓前后径变小(约6.9 cm)、心脏受压迫,胸骨轻度内陷、向右翻转,漏斗胸不除外(图2)。

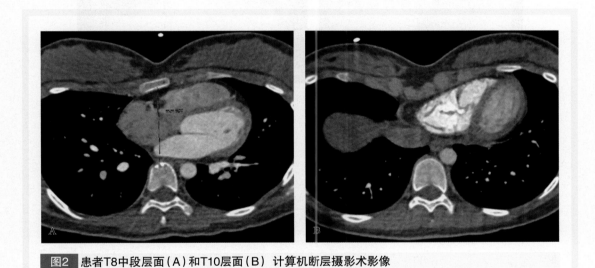

图2 患者T8中段层面(A)和T10层面(B) 计算机断层摄影术影像

进一步行侧位胸部X线胸片示(图3):患者胸廓前后径变窄,最窄处7.9 cm,胸腔横径(TTD)25.42 cm,经T_8前缘中点胸腔前后径(APD)87.58 mm,APD/TTD为34.5%,经T_8至T_4~T_{12}连线垂直距离为11.05 mm。

最终确定是直背综合征。

建议加强体育锻炼并辅以物理治疗。随访8个月,患者胸痛症状明显改善、基本消失;复查X线胸片可见随生长发育胸腔前后径较前增大,APD 93.33 mm,经T_8至T_4~T_{12}连线垂直距离为12.83 mm;12导联心电图$V_{2~5}$导联T波由倒置、低平变为直立(图4);24 h动态心电图未再发现一度房室阻滞。

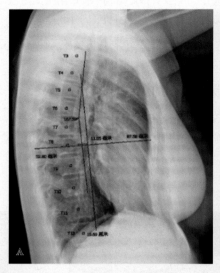
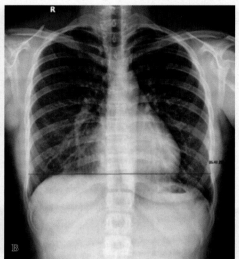

图3 患者治疗前侧位（A）和正位（B）X线胸片

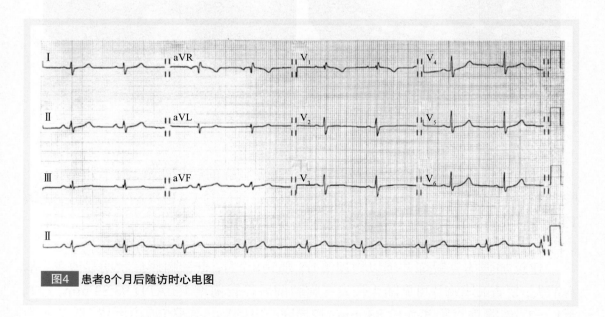

图4 患者8个月后随访时心电图

讨论

　　直背综合征又称扁平胸综合征，由Rawlings等于1960年首次报道，因胸段脊柱生理性后弯消失引起胸腔前后径缩小，部分患者可出现心脏受压，造成与器质性心脏病类似的临床表现，因而又被称为"假性心脏病"。

直背综合征患者心电图改变的报道较少,有病例分析提出心电图无特异性改变,少部分患者存在电轴偏转,但左偏及右偏比例大致相当。

另有报道称患者可因心脏受压迫出现心电图电轴方向垂直向下,并可合并不完全右束支阻滞、间歇性房内阻滞等,甚至有因心电图提示胸导递增不良而误诊为急性心肌梗死的病例报道。

该例患者心脏受压转位可解释心电图上电轴的偏转及胸导QRS波群R波递增异常、逆时针转位表现,而前壁导联ST-T改变则考虑与心脏受压引起心肌复极异常相关,体位变动时心脏与胸壁接触发生变化可引起心电图变化。同时该患者倒置T波主要存在于胸前$V_{1\sim4}$导联且入院后监测心电图未见明显动态变化,需考虑生理性变化,如持续性幼年T波可能。而后续随访证实随着患者胸廓生长发育其临床症状逐渐改善,心电图表现亦较前明显改善,支持其直背综合征的诊断。对于心电图异常但无动态改变的患者,除筛查常见心血管疾病如心肌炎、缺血性心肌病、先天性心脏病外,对于青少年还需积极考虑直背综合征可能,尤其是一般情况良好的患者,避免误诊及漏诊。

(北京大学第一医院　刘雪芹　林曼欣)

19. 以顽固性腹泻和心力衰竭为主要表现的心肌淀粉样变性

54岁男士，持续腹泻，每天3～4次大便，均为稀便或稀水样便，伴心悸、胸闷，曾诊为限制性心肌病。既往脑出血病史9年，否认高血压、糖尿病，否认家族史。

查体：慢性病容，消瘦，营养不良，颈静脉怒张，肝-颈静脉回流征（＋）。双肺未闻及明显干、湿啰音；心界不大，心率67次/分，律齐，心尖S1减弱，各瓣膜区未闻及病理性杂音；双下肢轻度水肿。

心脏彩超：心肌淀粉样变（左心室及右心室心肌受累：肥厚的心肌中可见强光点）；左房前后径：41 mm；卵圆孔未闭；EF：24%。

心肌灌注超声检测：左心室壁各节段灌注减低。超敏肌钙蛋白I升高：55.95 pg/ml；BNP：824.1 pmol/L；HGB：114 g/L。大便隐血试验阴性。

初步诊断为限制性心肌病，心肌淀粉样变，心功能不全，心功能Ⅳ级。

入院后进一步完善相关检查和排查相关疾病。ANA：正常；尿本周蛋白定量测定：正常；抗中性粒细胞胞质抗体：正常；CRP：正常；RF：正常；EB病毒抗体检测：正常；CMV-IgG升高：130 IU/ml；HSV-IgG升高：6.91 index。同时建议患者行心脏磁共振显像术（CMR）、心肌活检、核素心肌显像、骨髓活检完善检查，患者由于经济原因拒绝检查，无法明确诊断淀粉样变性的分型。

给予改善心脏功能、支持及对症治疗。治疗后患者症状明显好转，胸闷、气短明显减轻，但腹泻改善不明显，每日腹泻4～5次，考虑可能为淀粉样变性累及胃肠道。住院期间患者腹泻加剧，伴恶心、呕吐，每日腹泻10次，给予地塞米松后腹泻症状明显好转，无恶心、呕吐。复查大便常规正常，虫卵、虫体、阿米巴未查到。患者出院6个月后电话随访，患者目前腹泻消失，每日大便1～2次，大便正常。

讨论

心脏淀粉样变性（cardiac amyloidosis, CA）为不可溶性淀粉样物质沉积在心肌、心脏瓣膜、细小血管与传导系统等组织中，进而造成相应病变组织出现功能障碍。CA是继发性限制型心肌病最常见的类型之一。心肌淀粉样变的早期无典型临床表现，故早期诊断难度高，往往延误了早期的治疗时间，发现疾病时大多数已发展至中晚期出现严重的并发症以限制性心肌病或难治性心力衰竭为主要临床表现,严重影响了患者的生活质量。

CA可累及多脏器的功能异常,累及消化系统以顽固性腹泻为主要表现得较为少见。结合本例患者,以顽固性腹泻为主要表现,随心力衰竭的加重而加重,心力衰竭改善后仍顽固性腹泻,给予激素治疗后症状缓解直至消失,因此AL型可能性大。淀粉样变性患者可出现胃肠动力紊乱、吸收不良等表现,腹泻的发生可能与以下因素有关:①自主神经病变引起的胃肠运动障碍导致小肠细菌过度生长,导致胆酸结合不良等,可发生腹泻和脂肪泻;②淀粉样蛋白沉积于黏膜上皮,在肠腔与肠壁之间形成屏障,或沉积于血管壁造成血液供应不足;③淀粉样蛋白侵及肠壁和神经导致结肠功能紊乱,可出现腹泻与便秘交替。

（哈尔滨医科大学附属第一医院　宋乾坤　康宁宁　马立新　汤亚东　马天雪　赵玉娟）

参 考 文 献

[1] Crotty TB, Li CY, Edwards WD, et al. Amyloidosis and endomyocardial biopsy: Correlation of extent and pattern of deposition with amyloid immunophenotype in 100 cases. Cardiovasc Pathol, 1995, 4 (1) : 39-42.

[2] Palladini G, Perfetti V, Obici L, et al. Association of melphalan and high-dose dexamethasone is effective and well tolerated in patients with AL (primary) amyloidosis who are ineligible for stem cell transplantation. Blood, 2004, 103 (8) : 2936-2938.

20. 39岁男士预激综合征复律后ST段抬高

　　39岁男士因发作性心悸10余年,加重14 h入院。心电图示宽QRS波群心动过速,律不齐,心室率194次/分,给予心律平转复,持续约4 h未缓解,给予同步电除颤后转为窦性心律。

　　查肌钙蛋白Ⅰ 0.517 μg/L(正常<0.06 μg/L)。心电图示窦性心律,心率77次/分,B型预激图形,Ⅱ、Ⅲ、aVF导联呈QS型,V₁导联呈rQ型,V₁～V₄导联ST段抬高0.1～0.3 mV(图1)。

　　入院诊断:B型预激综合征,阵发性室上性心动过速,房颤伴旁道前传,可疑冠心病:急性前壁下壁心肌梗死?

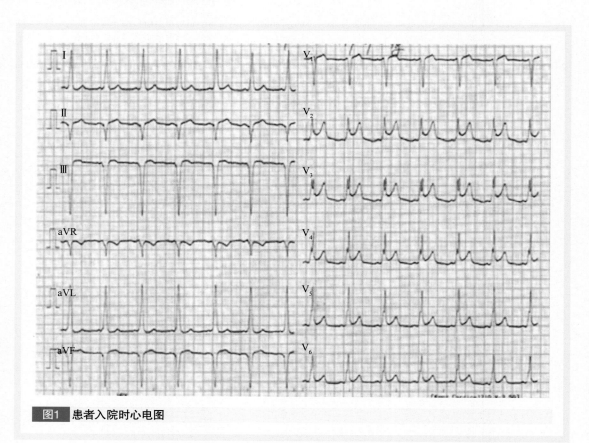

图1 患者入院时心电图

为排除冠心病急性心肌梗死，入院行冠状动脉计算机断层摄影术（CT）检查，未见异常。行预激综合征射频消融手术。术后心电图示窦性心律，心率89次/分，右束支传导阻滞图形，Ⅱ、Ⅲ、aVF导联呈R型和qR型，T波深倒，$V_1 \sim V_4$导联ST段恢复正常。

讨论

此例患者入院时心肌酶和肌钙蛋白轻度升高，结合射频消融手术之前的心电图，Ⅱ、Ⅲ、aVF导联呈QS型，$V_1 \sim V_4$导联ST段抬高，易误认为急性心肌梗死，然而行冠状动脉CT检查未见明显异常，射频消融后，随着B型预激的消失，Q波消失，抬高的ST段迅速恢复正常。考虑Ⅱ、Ⅲ、aVF导联呈QS波由B型预激所致，$V_1 \sim V_4$导联ST段抬高可能与房颤伴旁道前传电复律后的记忆有关，心肌损伤标志物增高考虑为患者在外院行电复律所致。

预激综合征是指心房激动由异常传导束提前激动心室，心电图有心室预激的表现，并且伴有阵发性心动过速的一组疾病。心房激动由正常房室结-希浦系统和旁路同时下传，从旁路下传的激动先于房室结到达心室，引起该部位心室预激。预激的程度取决于激动从窦房结经旁路传导和经房室结传导到达心室的时间和距离，预激波的方向与旁路的部位有关。预激波可以改变QRS的起始向量的方向，心肌梗死坏死的Q波也发生在QRS的初始部分，本例患者心电图Ⅱ、Ⅲ、aVF导联QRS波起始部并非异常Q波，而是负向δ波，是预激综合征的表现，所以预激时负向δ波在心电图上可表现为异常Q波，易误诊为心肌梗死。而房颤伴旁道前传电复律后可以引起ST段及T波的变化，其机制为"T波记忆"现象所致。

所谓T波记忆，首先由Rosenbaum等在1982年提出的电张调整性T波改变，可出现于阵发性室上性心动过速发作过后，间歇性左束支阻滞、预激综合征、单形性室性期前收缩、室性心动过速及房室传导阻滞伴宽QRS发作过后，出现与原有异常除极的QRS波群方向相同的T波改变，常见T波倒置，类似心肌缺血，是心脏为了适应异常的心室内激动顺序，通过电张调整机制使T波与除极异常QRS波群主波同向，具有电张调整作用。一般出现在T波的极性的变化，也有少数表现为ST段变化。本例患者提示临床医生，B型预激患者出现房颤伴旁道前传，常有血流动力学改变，需电复律，但复律后可能会出现ST段的变化，应想到"T波记忆"现象。

（河北医科大学第二医医院　亚　楠　谢瑞芹　郑红梅　王　倩　李内滨　崔　炜）

21. 54岁男性突发心室颤动

54岁男性，因突发胸部不适来诊，既往无重大疾病病史。多次心室颤动发作，进行了除颤和心肺复苏。冠状动脉造影未发现明显的动脉狭窄。心室造影和超声心动图显示左心室射血分数降低（25%）。患者血流动力学稳定；心肺听诊未发现异常，无颈静脉扩张。

该患者出现了新发的恶性室性心律失常，因此有必要进行心脏成像评估是否存在结构性心脏病。心脏磁共振（CMR）显示室间隔基底部心肌延迟钆增强（图1A）。^{18}F-2脱氧-D葡萄糖正电子发射断层摄影术（FDG-PET）发现更多心肌区域葡萄糖摄取增加，包括室间隔基底至中/远部以及前外侧壁中段（图1B）。这些影像学发现提示心脏结节病。

心脏结节病主要影响左心室游离壁和室间隔基底部，心内膜心肌活检价值较低。但该患者的FDG-PET显示室间隔的中/远部（图1B）。心内膜心肌活检成功获取了患者的心肌标本，组织学检查发现了非坏死性肉芽肿，免疫组化可以区分心脏结节病和特发性巨细胞心肌炎（图2）。

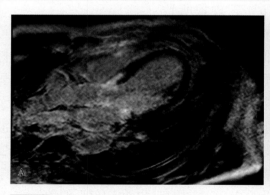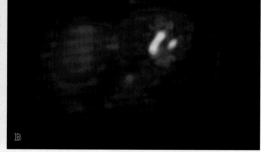

图1 CMR（A）和FDG-PET（B）图像

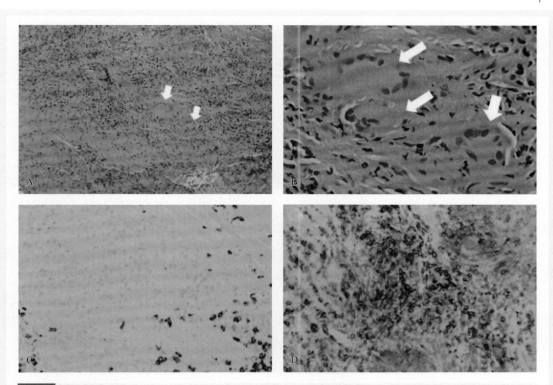

图2 组织学检查（A，100×；B，400×）可见多核巨细胞和周围淋巴细胞/嗜酸性细胞浸润，箭头为非坏死性肉芽肿；免疫组化（C，200×，CD8抗体染色；D，200×，CD4抗体染色）可见肉芽肿外围存在稀疏的CD8阳性T细胞（C）和大量CD4阳性T细胞（D）

讨论

心脏结节病可与其他器官受累同时发生或单独发生。心脏受累可独立预测死亡率，在出现室性心律失常之前患者可能没有症状。CMR晚期钆增强提示心肌纤维化/瘢痕，FDG-PET的灌注-代谢不匹配可以更敏感的识别早期心脏结节病。但这些特征只是提示性的，而非疾病特异性的；因此，需要心内膜心肌活检（EMB）来区分心脏结节病和其他炎症性心肌病（如特发性巨细胞心肌炎）。

存在室心颤动风暴的患者，不需要使用置入式循环记录仪。电生理检查的目的是探索室性心律失常的机制，以指导射频消融，并不是一线的诊断方法。虽然已经在遗传性心脏病患者中发现了基因多态性，包括长QT综合征、Brugada综合征和儿茶酚胺能多形性室性心动过速，但这些疾病的遗传异质性限制了基因检测的价值。

22. 55岁女士全身多发血栓栓塞

55岁女士因"脑栓塞、房颤"住院。住院7 d时患者突发胸闷、心慌、气短，心电图提示窦性节律，急性下壁心肌梗死，急诊冠状动脉造影左、右冠脉未见明显狭窄，考虑房颤引起的一过性冠状动脉栓塞。

住院13 d后凌晨7时再次出现上述症状，心电图示房颤，急性前壁、下壁心肌梗死，遂转入心脏科。有高血压病史10年。诊为冠心病，急性前壁、下壁心肌梗死。

再次行冠脉造影检查示：左前降支（LAD）远段完全闭塞。给予LAD行血栓抽吸后血流恢复至TIMI3级，无残余狭窄。B型尿钠肽807 pg/ml。复查心电图房颤节律转为窦性节律，下壁、胸前导联抬高的ST段较术前明显回落。

心脏超声提示：节段性室壁运动异常，心尖部圆钝，左心室射血分数40%，主动脉瓣根部增厚伴中、重度反流，主动脉瓣根部条絮状物，考虑主动脉瓣根部絮状物为血栓。给予依诺肝素、美托洛尔、胺碘酮、呋塞米、螺内酯、培哚普利等治疗。住院15 d凌晨患者心电监护显示窦性节律，可见窦性停搏，最长R-R间期5.5 s，诊断病窦综合征，行埋藏起搏器置入术。术后血小板波动在（20～33）×10^9/L。考虑肝素诱导的血小板减少症可能，改用磺达肝癸钠抗凝。

住院25 d患者出现阵发性脐周疼痛，查腹部CT提示胰腺体尾部占位，伴肝脏多发转移。肿瘤标志物示癌胚抗原：288 ng/ml；CA19-9：1 652 100 U/ml；CA50：2 834 300 IU/ml；复查肝功能谷丙转氨酶（ALT）：112.7 U/L；谷草转氨酶（AST）：115.4 U/L；黄疸指数正常。

肿瘤科会诊建议营养支持及镇痛治疗。住院26 d上午患者诉左足背疼痛，伴有足趾发绀，血管外科会诊考虑左下肢腘动脉远段栓塞。此后凝血酶时间波动在16～18 s，D-二聚体最高达7.1 mg/L，纤维蛋白原波动在1.0～1.8 g/L。血液科会诊考虑恶性肿瘤引发弥散性血管内凝血（DIC）可能。住院30 d行右下肢股静脉置管术。置管4 d后，患者右下肢肿胀，血管B超证实深静脉血栓。拔除深静脉管后，患者右下肢逐渐消肿。之后上午患者开始出现烦躁不安，胡言乱语，查谷丙转氨酶（ALT）2108 U/L，谷草转氨酶（AST）3675 U/L，总胆红素52.5 μmol/L，直接胆红素31.3 μmol/L，血氨180 μmol/L。当日傍晚开始神志淡漠，抢救无效当晚死亡，考虑为肝性脑病。

讨论

患者最初表现为脑栓塞、冠脉栓塞、左心室流出道血栓,而当时唯一能解释这些血栓的疾病是阵发性房颤。该患者的CHA2DS2-VASc评分为2分,根据评分脑卒中的校正风险为2.2%,理论上是栓塞低风险的。但同一患者在如此短时间内出现脑血管、冠脉血管以及主动脉根部均出现血栓,在临床实属罕见。患者出现血小板显著下降,考虑肝素诱导的血小板减少症(HIT)可能。HIT分为1型和2型,其中2型HIT易引起血管床内血栓形成,且深静脉血栓更多见,在静脉置管部位的血管床也易引起血栓形成。遗憾的是我院无法检测PF4/肝素复合物的抗体,家属拒绝将血标本外院送检。

当影像学检查发现胰腺癌伴肝脏转移时,结合其病史特点,考虑恶性肿瘤引起DIC的可能性。恶性实体肿瘤尤其是转移性腺癌,可合并DIC,而这种慢性持续进展性的恶性肿瘤引起的DIC,其血栓栓塞比出血更为常见。

(南京大学医学院附属鼓楼医院　魏钟海　张　婷　吉文庆　徐　标)

23. 57岁女士冠状动脉反复痉挛

57岁女士10个月前因故高度焦虑，反复于清晨睡眠中出现胸痛，呈紧缩感，伴出汗。冠状动脉造影示：前降支近段狭窄80%～90%，置入1枚支架，术后患者坚持服用药物。术后2个月因听同事谈到冠心病支架不利情况，担心病变进展，反复于清晨睡眠中胸痛。有高血压病史28年；有室性期前收缩病史多年。

查体可闻胸骨左缘第3～4肋间可闻及2/6级收缩期吹风样杂音，向心尖部传导。入院后予以抗冠状动脉痉挛等治疗，第2日告之患者心脏超声提示肥厚型心肌病（舒张期室间隔厚约1.8 cm）后，患者当晚反复心绞痛发作，心电图显示$V_{2\sim6}$导联T波倒置较前变深，予以地尔硫䓬泵入后缓解。

冠状动脉造影显示前降支支架远端严重狭窄，约95%（图1A），冠状动脉内注入硝酸甘油后狭窄病变消失（图1B），行光学相干断层成像（OCT）检查见前降支支架贴壁良好（图2A），病变处内膜光滑，未见斑块（图2B），考虑为狭窄系冠状动脉痉挛所致，未置入支架。

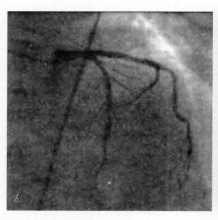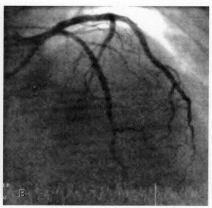

图1 冠状动脉造影结果

A.前降支支架远端严重狭窄；B.注入硝酸甘油后狭窄病变消失

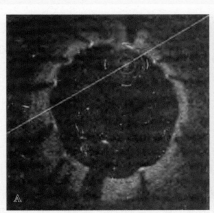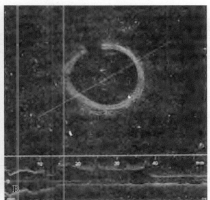

图2 光学相干断层成像检查（A）见前降支支架贴壁良好（B）

术后患者仍高度焦虑，胸痛反复发作，肌钙蛋白I最高为0.535 ng／ml，给予合贝爽口服，硝酸甘油泵入效果欠佳。Zung焦虑自评量表评分为89分，遂加用黛力新，患者胸痛症状明显缓解。出院后坚持服用合贝爽、黛力新等药，门诊随访6个月胸痛未再发作，再次Zung焦虑自评量表评分为39分。

讨论

研究显示在住院冠心病患者中，约50%患者并发不同程度的焦虑和（或）抑郁症状；急性冠状动脉综合征患者中焦虑状态患病率25%，抑郁焦虑状态共患率为19%。

由严重的焦虑应激可促发持久而强烈的冠状动脉痉挛，严重时可促使冠状动脉粥样斑块破裂，演变成心肌梗死。该患者冠状动脉造影示前降支近段狭窄80%～90%，置入1枚支架。支架置入术后严重冠状动脉痉挛并非罕见，研究显示术后1年内严重冠状动脉痉挛约1.39%，最常（85.7%）发生部位为支架两端。冠状动脉支架边缘高收缩性反应与Rho-Kinase途径的激活相关。

该患者易焦虑，住院期间给予大剂量抗痉挛药物，胸痛仍反复发作，Zung焦虑自评量表评分为89分，为严重焦虑，黛力新抗焦虑后，胸痛再未发作，结合患者冠状动脉造影及OCT表现，考虑患者冠状动脉痉挛与其严重焦虑状态相关。该病例提示我们反复冠状动脉痉挛患者，需考虑患者是否存在有焦虑。对于双心病患者，我们在治疗冠心病的同时需予以精神方面的治疗。

（武汉亚洲心脏病医院　许　蓓　鲁锦国　王　炜　刘会霖　苏　唏）

24. 鼻出血伴尼加拉瀑布样T波

患者女性，66岁。既往有高血压病史6个月，脑梗死病史6个月。患者就诊前1 d右侧鼻腔出血，量约50 ml，诊所压迫鼻腔后血止；随鼻出血再发，县医院治疗后血渐止。患者入我院高度紧张，伴有恶心、呕吐数次，无胸痛、心悸、头痛、头晕，无肢体活动障碍。

查体：血压180/80 mmHg。两肺呼吸音清，心界正常大小，心率63次/分，律齐，双下肢无水肿。

4 d内心电图：Ⅰ、Ⅱ、Ⅲ、aVF、V_2～V_6导联T波由正常至倒置，倒置T波升降支不对称，幅度0.2～1.0 mV，T波变化迅速，以V_3～V_5导联最为明显；QT间期逐渐延长至665 ms，后恢复至420 ms（图1），无心律失常。肌钙蛋白T（连测3 d）均阴性；B型利钠肽（BNP）160 pg/ml。

头颅计算机断层摄影术（CT）：左侧基底节区及右顶部深部多发腔隙性脑梗死。硬性鼻咽镜检查：右侧梨氏区可见新鲜血迹。胸部X线正侧位片未见异常。

超声心动图示：左心室舒张末期前后径44 mm，左心房前后径32 mm，室间隔厚度10 mm，左心室后壁厚度9 mm，运动正常，左心室射血分数（LVEF）56%，各瓣膜形态正常。

64排螺旋CT冠状动脉血管成像（CTA）：冠状动脉未见明确异常。平板运动试验阴性，运动中倒置T波均恢复直立，运动后T波逐渐倒置，无ST段改变。住院后无鼻出血、胸痛、心悸发作。心电图诊断：窦性心律，尼加拉瀑布样T波。未给予药物治疗，2周后心电图恢复正常。

讨论

1954年，Bucrh等首次提出急性脑卒中心电图可出现多个导联T波倒置，倒置T波振幅深且升降支不对称。2001年美国波士顿哈弗医学院Hurst教授将心电图常出现在脑血管意外患者的形态特异的一种巨大倒置的T波命名为尼加拉瀑布样T波（Niagarafall T wave），主要见于各种颅脑病变、阿-斯综合征发作后、急腹症等。有报道为交感神经兴奋过度增高引起。

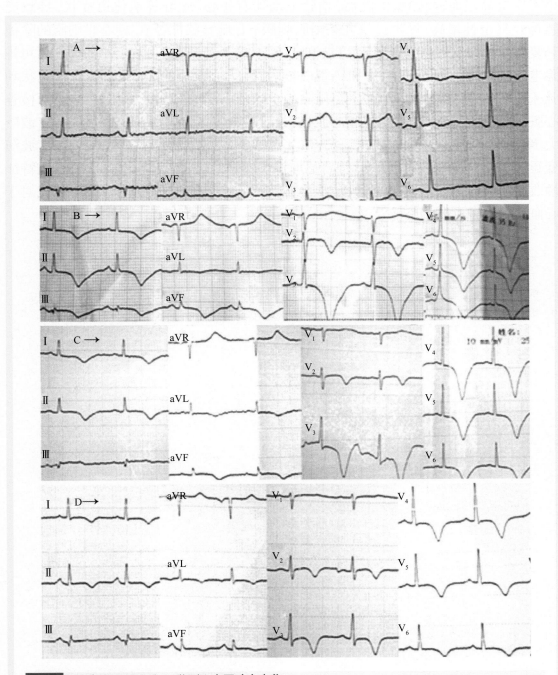

图1 患者鼻出血后连续4 d监测心电图动态变化

A：第1天，QT间期446 ms，$V_{4\sim6}$导联T波低平；B：第2天，Ⅰ、Ⅱ、Ⅲ、aVF、$V_{2\sim6}$导联T波倒置，降支与升支不对称，幅度0.2～1.0 mV，QT间期665 ms；C：第3天，T波回复；D：第4天，倒置T波幅度0.1～0.6 mV，QT间期420 ms

鼻出血引起尼加拉瀑布样T波心电图改变目前尚少见报道。本例为老年女性，患者反复鼻出血辗转3家医院后，情绪波动伴有恶心、呕吐等消化道症状，导致交感神经兴奋性增高，产生过量儿茶酚胺刺激下丘脑星状神经节，使心肌细胞的除极和复极发生改变，引起巨大倒置T波和QT间期显著延长。此例患者电解质正常可排除电解质紊乱引起T波改变。肌钙蛋白T阴性且无心绞痛的症状，CTA检查冠状动脉未见异常，平板运动试验阴性，排除心肌缺血引起的T波改变。超声心动图检查心脏结构未见异常，排除肥厚型心肌病引起T波改变。该病例心电图特点：①T波巨大倒置，宽大畸形；②QT间期延长；③不伴有ST段的偏移和病理性Q波；④T波演变迅速，持续数日后自行恢复，符合尼加拉瀑布样T波特点，其发病机制及T波特征性改变与同样引起倒置T波的其他疾病迥然不同。及时识别尼加拉瀑布样T波对于心血管医生有重要的临床意义。

参 考 文 献

[1] 郭继鸿. Niagara 瀑布样 T 波. 临床心电图学杂志, 2001, 10: 233-239.

[2] 林治湖. 中枢性交感风暴 (Niagara 瀑布样 T 波). 临床心电学杂志, 2010, 19: 9-11.

25. 低血糖致完全性左束支传导阻滞

　　患者女性，65岁，主因"反复心前区紧缩感2年，加重2 d"，于2014年5月6日入院。患者2年前在情绪激动后出现心前区紧缩感，持续15～30 min后自行缓解。无明显喘憋感，不伴有胸痛、肢体放射痛，无恶心、呕吐及肢体水肿。

　　曾行彩色多普勒超声心动图检查：左心室增大；冠状动脉计算机断层摄影术（CT）：冠脉轻度狭窄。2 d前，患者因情绪激动再次发作入院，程度类似上次发作。既往糖尿病5年，期间用药不规范，现服用自制中药，间断监测空腹血糖5.1～5.7 mmol/L。入院查体：体温36℃，血压130/80 mmHg，心率60次/分，呼吸20次/分。患者入院心电图示（图1）：窦性心律，V_1～V_3 T波倒置。

　　给予心内科常规治疗，病情稳定无发作。2014年5月7日上午11时患者突发头晕、恶心、大汗，伴有心前区紧缩感，血压145/85 mmHg，血糖2.6 mmol/L，即时心电图（图2）示：心率94次/分，窦性心律，电轴左偏，完全性左束支传导阻滞。考虑冠脉痉挛可能性大，给予地尔硫䓬片，葡萄糖液静脉滴注，余治疗不变，持续30 min后好转。

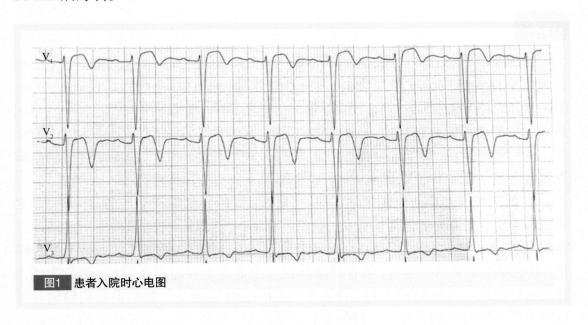

图1　患者入院时心电图

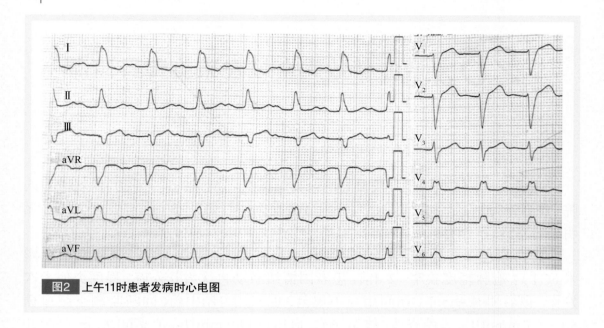

图2 上午11时患者发病时心电图

上午12时复查心电图大致如图1(窦性心律,$V_1 \sim V_3$ T波倒置)。2014年5月8日上午11时患者再次出现突发头晕、恶心、大汗伴心前区紧缩感,测血压148/85 mmHg,血糖2.1 mmol/L,心率98次/分,发作时心电图大致同图2,立即给予口服地尔硫䓬片,葡萄糖静脉滴注,持续30 min好转。心电图示:窦性心律,$V_1 \sim V_3$ T波倒置。

讨论

本例患者两次出现头晕、恶心、大汗,伴有心前区紧缩感,查血糖低,心电图显示为完全性左束支传导阻滞,均经静脉补充葡萄糖及对症治疗后症状消失,心电图恢复正常,低血糖所致的完全性左束支传导阻滞确立。众所周知,低血糖是糖尿病治疗中的常见不良反应之一。低血糖引起的完全性左束支传导阻滞的报道尚少见。研究数据显示,恰当的血糖控制可减少心血管事件的发生。然而,过度的血糖控制也会增加低血糖发生的危险,因此在临床上我们应加以注意。

在低血糖发生时心电图出现的完全性左束支传导阻滞现象与房室传导、心室除极和复极,血钾的变化密切相关。确切的机制尚不明确,有文献提出一些假说:糖尿病神经病变学说,受损的肾上腺素反应学说,反复低血糖引起交感反应的钝化,中枢神经低血糖症学说,腺苷积聚学说和中枢迷走神经兴奋学说。研究表明,补充血钾能减少低血糖相关的心律失常,应用β受体阻滞剂和侧脑室葡萄糖输注可以减少严重低血糖症引起的心律失常和总死亡率。但是,仍然需要确定的是预防低钾血症或阻断儿茶酚胺的释放或侧脑室葡萄糖静脉滴注是否可以防止心律失常发生。总之，低血糖导致的缓慢性心律失常的确切机制还不清楚，有待进一步研究。

（河北工程大学附属医院　王颖颖　刘贵京）

参 考 文 献

[1] Amy LC, Conor J, Simon J. Even silent hypoglycemia induces cardiac arrhythmias. Diabetes, 2014, 63: 1457-1459.

[2] Candace M, Dorit D, Stefanie C, et al. Severe hypoglycemia-induced lethal cardiac arrhythmias are Mediated by sympathoadrenal activation. Diabetes, 2013, 62: 3570-3581.

[3] Gill GV, Woodward A, Casson IF, et al. Cardiac arrhythmia and nocturnal hypoglycaemia in type 1 diabetes-the "dead in bed" syndrome revisited. Diabetologia, 2009, 52: 42-45.

[4] Sandeep C, Aditya K. Does hypoglycemia cause cardiovascular events. Indian J Endocrinol Metab, 2012, 16: 102-104.

26. 51岁女士碘-131治疗后胸痛

51岁已绝经女士因甲亢入院行碘-131治疗,5 d后出现恶心、呕吐、腹泻,随后逐渐出现胸闷、胸痛,症状反复发作,进行性加重,急诊查心肌肌钙蛋白I(cTnI)39.200 ng/ml(0～0.034 ng/ml),考虑急性冠状动脉综合征。体格检查:双手震颤(+),双眼无凸出,甲状腺Ⅱ度肿大,可闻及血管杂音。心电图提示:窦性心动过速,广泛导联ST-T抬高(图1)。

查心肌酶中度升高,甲状腺功能:游离三碘甲腺原氨酸(FT3)19.48 pg/ml(2.00～4.40 pg/ml)、游离甲状腺素(FT4)7.77 ng/dl(0.93～1.70 ng/dl)、促甲状腺激素(TSH)<0.005 μIU/ml(0.270～4.200 μIU/ml)。

行急诊冠状动脉造影示:左前降支(LAD)近段狭窄80%。术中给予硝酸甘油 200 μg 冠状动脉内注射,数分钟后痉挛解除。术后给予甲巯咪唑抗甲亢治疗,普萘洛尔控制心室率,同时给予扩冠改善循环、抗感染等治疗后,患者病情逐渐改善。

1周后复查心电图较前明显好转,各导联抬高的 ST 段较前回落。患者于入院时查超声心动图示:左心室舒张末期内径(LVEDD)4.1 cm,左心室射血分数(LVEF)34.1%,前间隔及左心室心尖部心肌回声增强,室壁变薄,收缩期向外突出,左心室下壁心肌回声增强,振幅减低,心肌整体运动不协调,提示:符合急性前

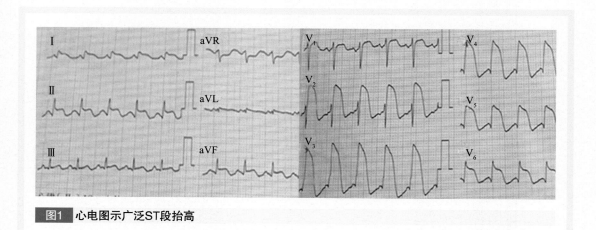

图1 心电图示广泛ST段抬高

壁、下壁心肌梗死超声改变，心尖室壁瘤，心尖附壁血栓形成。

2周后复查超声心动图：LVEDD 4.1 cm、LVEF 43%，短时间内心功能恢复良好。结合病史及检查结果，考虑此次发病为碘-131治疗导致甲状腺毒症引发冠状动脉痉挛所致。

出院诊断：①缺血性心脏病（冠状动脉痉挛），心尖室壁瘤伴附壁血栓形成；②甲状腺功能亢进 Graves 病，碘-131 治疗术后。

出院后3个月复查提示甲状腺功能减退，考虑患者对碘-131治疗敏感，给予口服甲状腺素片 25 μg/d。6 个月后回访，自诉无不适症状。复查超声心动图：LVEDD 4.1 cm、LVEF 57%，未见心尖室壁瘤，无急性前壁、下壁心肌梗死超声改变。

讨论

碘-131治疗初期甲状腺组织破坏后大量甲状腺激素释放入血，不仅使心肌耗氧量增加，造成心肌氧供失衡，还提高心脏β受体对儿茶酚胺的敏感性，导致冠状动脉痉挛、短暂性栓塞及微循环障碍等。患者入院后心电图及心肌酶学改变符合急性心肌梗死临床特征，超声心动图提示心尖室壁瘤，运动功能显著降低，但恢复较快，预后良好，故考虑Takotsubo心肌病。Takotsubo心肌病与应激状态下，体内儿茶酚胺升高引发冠状动脉痉挛和微循环障碍有关。该患者发病诱因、发病机制、临床特征、超声心动图表现均符合Takotsubo 心肌病诊断。由于患者心尖附壁血栓脱落风险较高，为避免意外，最终未行左心室造影。目前，碘-131治疗诱发Takotsubo心肌病国内外鲜有报道，由于个体对碘-131治疗的敏感性存在差异，因此其心血管风险不容忽视，治疗前应充分评估患者对碘-131治疗的敏感程度，并制订个体化治疗方案。

（沧州市人民医院　付立强　高吉贤　马艳彪　赵　阳　付立平）

27. 房颤射频消融术后食管心包瘘

59岁男性因阵发性心房颤动接受了行射频消融术，10 d后以突发"剑突下疼痛10 d"再次入院治疗。患者行射频消融术后开始出现阵发性剑突下疼痛感，给予保护胃黏膜等治疗，症状稍有好转，3 d前再次出现疼痛，伴有发热，体温达38 ℃。

入院查体：体温，38.5 ℃；心率，92次/分；血压，118/65 mmHg；双肺呼吸音粗，可闻及散在湿啰音；心音低钝、遥远，律规整，各瓣膜听诊区未闻及杂音。

实验室检查：降钙素原，49.8 ng/ml（0～0.05 ng/ml）；白细胞，24.79×10^9/L，中性粒细胞，22.3×10^9/L，提示感染。急查胸腹部CT提示：心包积气、积液（图1）。

床旁心脏彩超提示：心包积液（最深处约0.8 cm）。给予心包穿刺引流，抽出气体10 ml及100 ml脓性浑浊液体，考虑化脓性心包炎，反复生理盐水冲洗后注入适量甲硝唑及头孢曲松抗感染治疗。禁饮食，给予静脉美罗培南联合万古霉素抗感染治疗。

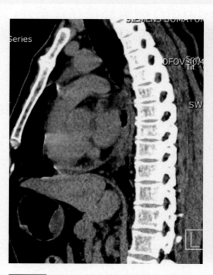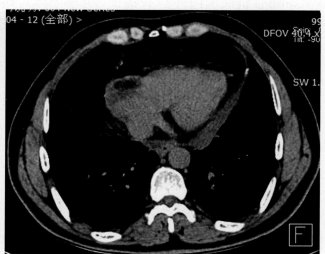

图1 患者入院时查胸部CT提示心包积气、积液

考虑患者近期行射频消融术，不排除手术并发症导致食管损伤引起化脓性心包炎，为证实感染源，予以行食管碘油造影检查，在行食管拍片时突然晕倒，返回病房时血氧饱和度降至60%，心率升至150次/分，给予气管插管后转入CCU治疗。经床旁双下肢静脉彩超未见明显血栓，床旁彩超肺动脉压不高，基本排除肺动脉栓塞。呼吸机辅助通气后乳头平面以上胸壁及颈部可触及广泛皮下气肿，床旁胸片提示心影扩大，双侧气胸，左侧为主。胸腔引流出大量气体及少量黄色脓液。患者血压持续下降，持续多巴胺、去甲肾上腺素泵入维持血压，患者昏迷状态，双侧瞳孔散大、固定，血压测不出，心率降至0，宣告死亡。后患者尸检证实为食管心包瘘，导致脓毒血症，后呼吸循环衰竭死亡。

讨论

该患者近期行房颤射频消融术，以剑突下疼痛来院，入院时感染症状明显，胸腹部CT提示心包积气积脓，考虑患者的心包气体来源于食管可能性最大，在行食管碘造影时昏迷，积极抢救无效后死亡。房颤射频消融有发生食管心房瘘可能，但患者心包穿刺未见血性积液，且无呕血情况，故不符合食管心房瘘特点。患者术前曾行经食管彩超检查，经食管彩超也有损伤食管的可能性，但报道极为罕见，且患者行彩超后未见明显不适感，故不考虑经食管彩超引起的食管损伤。患者出现昏迷后，呼吸机辅助通气后出现皮肤气肿，怀疑纵隔受侵袭。后经尸检证实为食管心包瘘。

食管心包瘘国内报道极为罕见，主要考虑为患者行射频消融术时，消融大头导致食管损伤，后感染加重引起破溃侵及心包所致。虽经积极抢救仍然未能挽救患者生命。我们在射频消融手术过程中要注意避免损伤食管，患者术后出现发热、感染征象时要考虑排除食管心包瘘的可能性。

（济宁市第一人民医院　李　田）

28. 巨大主动脉窦瘤伴主动脉瓣脱垂

　　52岁男士,9个月前无明显诱因出现走路时周身乏力,无心悸、胸闷,休息后可自行缓解,此后曾间断出现上述症状,未给予治疗。半个月前患者自觉周身乏力加重,伴胸闷、气短,偶有胸痛,有时夜间憋醒,严重时难以入睡。动态心电图示:交界性逸搏,三度房室传导阻滞。

　　经食管超声心动图检查示:左冠状窦瘤伴附壁血栓形成(图1),基底宽约2.9 cm,深度约3.2 cm;主动脉瓣脱垂伴中度关闭不全,二尖瓣和三尖瓣中度关闭不全。

　　冠状动脉计算机断层摄影术(CT)成像示:连续横断面图像示左冠状窦向后下方呈大囊袋状瘤样膨出(图2A、B),瘤体大小约3.4 cm×3.1 cm,瘤颈宽约2.0 cm,瘤壁不规则伴附壁血栓和子瘤,子瘤大小约8.8 mm×9.8 mm,巨大的瘤体

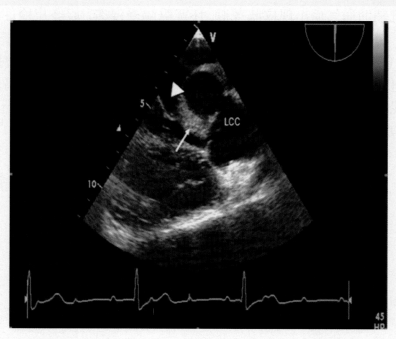

图1 巨大左冠状窦瘤经食管超声心动图注:巨大左冠状窦瘤(三角)伴附壁血栓(箭头)

压迫左心房、左心室和左心室流出道变形；多平面重组图像在同一个平面上显示左冠状窦瘤及其子瘤的位置、形态、大小，以及左心房、室和左心室流出道受压变形（图2C）；容积再现三维图像立体显示窦瘤全貌及窦瘤与左冠状窦和左冠状动脉的毗邻关系（图2D）；舒张期CT虚拟内镜伪彩图直观显示窦瘤基底部在左冠状窦腔内的位置、形态、大小，以及左冠瓣叶增厚、连续性中断（图2E）；左前降支肌桥，左、右冠状动脉未见有意义狭窄；右侧少量胸腔积液，CT诊断为巨大左冠状窦瘤伴附壁血栓形成，主动脉瓣脱垂。

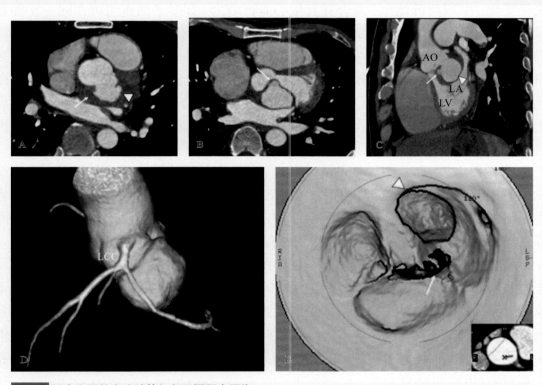

图2 巨大左冠状窦瘤计算机断层摄影术图像

A.横断面图像，巨大左冠状窦瘤向左后方突出（三角），压迫左心房和左上肺静脉，显示宽瘤颈和附壁血栓（箭头）；B.横断面图像，巨大左冠状窦瘤及子瘤（箭头），左心房、室受压；C.多平面重组矢状位图像，显示左冠状窦瘤（三角）和子瘤（箭头）的位置、形态及大小，左心房、室和左心室流出道均受压；D.容积再现图像，显示左冠状窦瘤全貌及其与左冠状窦和冠状动脉的关系；E.舒张期计算机断层摄影术虚拟内镜伪彩图，示左冠瓣叶连续性中断（箭头）和左冠状窦瘤腔（三角）。LCC.左冠状窦；LA.左心房；LV.左心室；AO.主动脉

1周后复查超声心动图窦瘤未见增大，患者拒绝行主动脉瓣成形及冠状窦修补术，临床考虑患者症状主要与三度房室传导阻滞有关，故行永久性双腔起搏器置入术，术后患者胸闷、气短症状明显缓解，随访2年无复发。

讨论

主动脉窦瘤多为主动脉根部中层弹性纤维先天发育异常，致局部管壁薄弱，逐步呈瘤样凸出形成窦瘤。临床上以右冠状窦瘤和无冠状窦瘤多见，分别占65%～85%和10%～30%，而左冠状窦瘤极少（小于5%）。本例采用西门子第二代双源CT回顾性心电门控扫描模式，时间分辨率达75 ms，尽可能减少了升主动脉根部的运动伪影，左冠状窦瘤和主动脉瓣显示清楚，CT影像学特点：①横断面图像示左冠状窦瘤呈囊袋状向后下方凸出，可见子瘤，未见破裂；瘤壁合并附壁血栓，未见钙化；左冠瓣叶增厚；未合并其他心血管畸形。②多平面重组可在同一平面任意角度旋转、多方位直观显示窦瘤的位置、形状、大小及其与冠状窦和周围房室结构的关系，可为临床提供较多细节。③容积再现可立体、直观显示窦瘤全貌以及窦瘤与左冠状窦和左冠状动脉的关系，有利于指导手术治疗。④CT虚拟内镜伪彩图显示窦瘤基底部形态、大小，以及主动脉瓣异常有优势。单纯未破裂主动脉窦瘤可无明显的临床症状和体征，但已破裂的窦瘤可发生严重血流动力学改变，患者常因典型症状和体征就诊。

本例巨大左冠状窦瘤未破裂，而以瘤体压迫心脏结构出现症状就诊，实属罕见，可能与窦瘤附壁血栓形成有关；但其合并子瘤，应警惕随时破裂的可能。本病尚需与较大的室间隔膜部瘤等相关疾病相鉴别。CT可清楚显示主动脉窦和室间隔等结构，可除外室间隔膜部瘤等相关疾病。

总之，CT能直观、立体、多角度显示主动脉窦瘤及其与周围组织的关系，可作为超声心动图检查的辅助手段之一。主动脉窦瘤可引起主动脉窦扩大、变形，牵拉瓣叶移位、脱垂；增大的主动脉窦瘤压迫相邻的心脏结构，可能影响心脏传导系统，造成心律失常。本例巨大左冠状窦瘤牵拉左冠窦，可能是造成主动脉瓣脱垂和关闭不全的原因；患者出现三度房室传导阻滞，亦可能与窦瘤巨大压迫左心房和（或）房室传导通路有关。

（大连医科大学附属第一医院　安　攀　杨志强　王照谦　贾崇富　孙喜霞　刘　欣　李　琳）

参 考 文 献

[1] 戴汝平. 心血管病CT诊断学. 第2版. 北京：人民卫生出版社，2013：393-395.

[2] 李军，宋学营，张靖，等. 巨大主动脉窦瘤一例. 中国循环杂志，2012，27：207.

[3] Bricker AO, Avutu B, Mohammed TL, et al. Valsalva sinus aneurysms: findings at CT and MR imaging. Radiographics, 2010, 30: 99-110.

29. 可疑的心电图

　　63岁患者，发现ST段压低30年。心电图：窦性心律，P波低电压，Ⅰ、Ⅱ、aVL、aVF以及V$_{2\sim6}$导联ST段下凹型压低。T波上升段可见切迹，V$_1$导联ST段抬高（图1）。

　　患者从1991年至2009年心电图无变化。但在运动时ST段压低明显，无症状（图2）。

　　患者55岁时发生心房颤动。8年后因室颤心脏猝死。他儿子和女儿的心电图改变类似，另外四个家庭成员也是如此。

　　家族中有两人死于心源性猝死。有三人出现心房颤动和室性心律失常。无冠

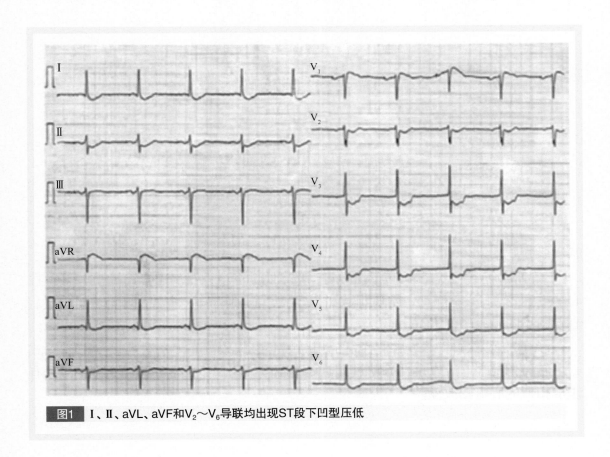

图1 Ⅰ、Ⅱ、aVL、aVF和V$_2$～V$_6$导联均出现ST段下凹型压低

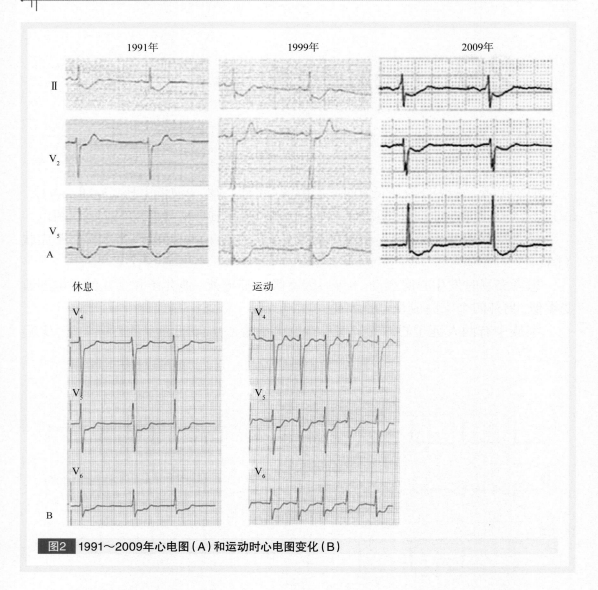

图2 1991～2009年心电图（A）和运动时心电图变化（B）

状动脉疾病。

家中还有一个16岁孩子有晕厥发作和类似的ST段改变。还有尖端扭转型室性心动过速，然后心室颤动，因顽固性心律失常进行心脏移植，失败后于17岁时去世。心电图见图3。

孩子的父亲和叔叔，几乎有完全相同的心电图改变。父亲后来接受了置入式心律转复除颤器，治疗室性心动过速或心室颤动。亲属中四名比较年轻的成员，有非常相似的心电图改变。

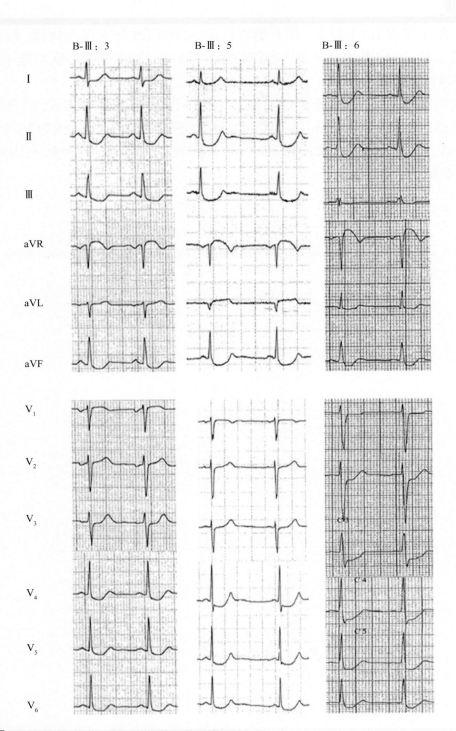

图3 16岁孩子有晕厥发作和心电图类似的ST段改变

讨论

　　文献中发现有5个家系，都有类似特征：心电图改变表现为持续、稳定、显著的ST段压低，心房颤动以及室性心律失常，伴随有时轻度的左心室功能不全，呈常染色体显性遗传。

　　这可能是一个新的遗传性心脏综合征，即家族性ST段压低综合征，诊断标准包括：①无法解释的超过7个导联上出现的J点后80 ms处ST段下凹型压低≥0.1 mV；②aVR导联ST段抬高≥0.1 mV；③持续心电图异常持续，可因体力活动加重；④常染色体显性遗传。

参 考 文 献

Bundgaard H, et al. A novel familial cardiac arrhythmia syndrome with widespread ST-segment depression. N Engl J Med, 2018, 379 (18)：1780-1781.

30. 年轻产妇胸痛，广泛ST段压低，心肌酶升高

患者36岁，孕3产3，有哮喘病史，11 d前接受择期剖宫产手术，出现胸骨下压榨性疼痛3 d。患者否认放射性疼痛、呼吸困难、恶心、呕吐、出汗。血压167/105 mmHg，心率、呼吸、血氧饱和度都正常。超声心动图示左心室射血分数53%，心尖部运动消失，没有瓣膜病。

最初肌钙蛋白 I 水平升高，0.12 ng/ml（正常0.00～0.04 ng/ml）。心电图示ST段广泛压低（图1），但无Q波或ST段抬高。CT血管造影排除肺栓塞或主动脉夹层。

诊断为急性非ST段抬高型心肌梗死，给予阿司匹林、替格瑞洛、肝素、美托洛尔治疗。冠状动脉造影示左前降支中段夹层（图2）。

根据流行病学特点和冠状动脉造影结果，患者最终被确诊为自发性冠状动脉夹层，给予β受体阻滞剂和阿司匹林继续治疗。

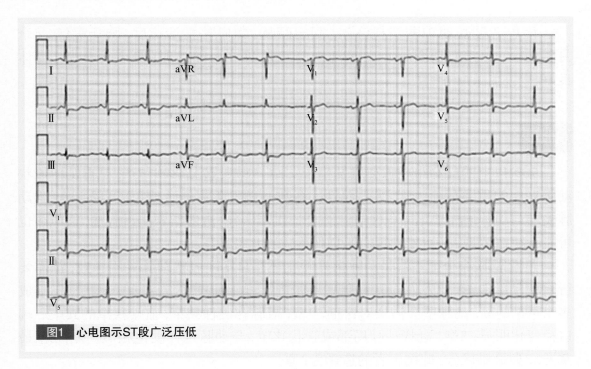

图1 心电图示ST段广泛压低

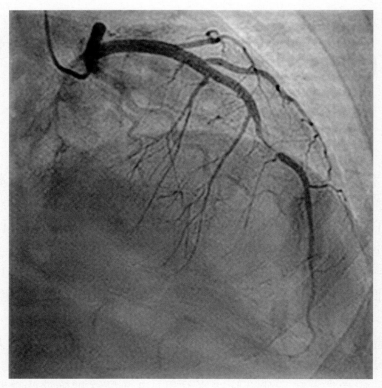

图2 冠状动脉造影示左前降支中段夹层

　　该患者接受琥珀酸美托洛尔、阿司匹林、氯吡格雷治疗后，胸痛缓解。4个月随访时，超声心动图示心尖运动恢复正常。9个月随访时，患者无症状，身体良好。

讨论

　　90%以上的自发性冠脉夹层发生于女性。妊娠，包括多次孕产，是自发性冠状动脉夹层的重要危险因素之一，而且大多数病例发生在产后4周内。自发性冠状动脉夹层与动脉粥样硬化性急性冠脉综合征很难区分。患者常常主诉胸痛，心电图也可能有缺血表现，还可能出现心肌损伤标志物水平升高。

　　急性冠脉综合征不管是动脉粥样硬化还是自发性冠状动脉夹层导致，都需要行冠状动脉造影。自发性冠状动脉夹层的造影可能有3种表现：1型，冠状动脉形成多个可见的腔，动脉壁会沾染对比剂；2型，冠脉弥漫性狭窄，血管狭窄的其中一端口径变化明显；3型，冠状动脉局部或管状狭窄，与动脉粥样硬化相似。其中2型最常见，3型最难区分。此例患者的造影为2型。

对于自发性冠状动脉夹层的治疗，专家共识建议长期用β受体阻滞剂和阿司匹林治疗，如伴有动脉粥样硬化性心血管病，可给予他汀类药物治疗。对于此类患者，血运重建技术上有很大难度，而且极有可能导致灾难性后果，仅强化药物治疗失败或有高危临床特征（如左主干受累、心肌持续缺血、室性心律失常或休克）时考虑应有。自发性冠状动脉夹层容易复发，有研究显示，中位复发时间为4年，因此要加强随访，观察是否有症状或心肌缺血证据。

31. 年轻女士巨大腹主动脉瘤

患者女、26岁，因反复头痛、头晕3年伴活动后胸闷、咳嗽半个月为主诉入院。患者3年前妊娠晚期时出现血压升高，当时BP160/110 mmHg，未给予治疗。2年前出现上述症状加重，于当地医院就诊，测BP180/110 mmHg，间断服用氨氯地平，血压控制不理想。半个月前因咳嗽、活动后胸闷于当地就诊，胸片示双肺感染并胸腔积液，红细胞沉降率：19 mm/h，CT提示：腹主动脉瘤，双肾动脉开口近端闭塞。

查体：心率103次/分，BP左上肢196/140 mmHg，右上肢196/130 mmHg，左下肢血压208/135 mmHg，右下肢血压203/128 mmHg。腹部闻及Ⅱ级收缩期血管杂音。超声心动图示左房内径：42 mm，左心室舒张末期内径40 mm、射血分数67.9%。化验检查：血常规、红细胞沉降率、类风湿因子、抗O及抗核抗体均正常；尿微量白蛋白107.50 mg/L；肌酐100.19 μmol/L，尿素氮4.37 mmol/L；D-二聚体2.32 μg/L，CRP3.70 mg/L，红细胞沉降率8 mm/h。

外周血管造影：腹主动脉中上段巨大动脉瘤，双肾动脉起源于腹主动脉瘤并近端闭塞（图1）；远端侧支循环形成，左颈总动脉弥漫性狭窄50%；左颈外动脉99%狭窄。确诊为多发性大动脉炎，腹主动脉瘤，双肾动脉狭窄，肾血管性高血压。

治疗给予醋酸泼尼松片25 mg 每日1次口服；酒石酸美托洛尔；盐酸特拉唑嗪；氢氯噻嗪。血压控制欠佳，建议外科手术治疗（自体肾移植、肾动脉旁路移植术或腹主动脉覆膜支架）。

讨论

本病例为年轻女性，无明确的发热史及胸痛，早期缺乏特异性临床表现，仅表现为血压增高，查体时发现腹部闻及Ⅱ级收缩期血管杂音，四肢血压对称。CT及血管造影提示：腹主动脉中上段巨大动脉瘤，双肾动脉起源于腹主动脉瘤并近端闭塞，远端侧支循环形成；左颈总动脉弥漫性狭窄50%；左颈外动脉99%狭窄，结合病变特点，诊断为多发性大动脉炎，腹主动脉瘤，双肾动脉狭窄，肾血管性高血压。

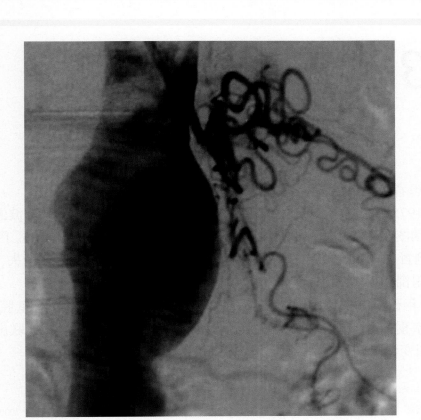

图1 腹主动脉中上段巨大动脉瘤

　　本例患者发病时间长，肾动脉闭塞在腹主动脉瘤上且开口长段闭塞，无法行肾动脉介入治疗，建议行自体肾移植或肾动脉旁路移植术及腹主动脉覆膜支架置入。总之，在临床工作中对青年尤其是女性患者出现血压高，腹部闻及血管杂音，四肢血压对称、无下肢血压低等，应警惕发生大动脉炎的可能。

　　（中国医学科学院阜外医院　张慧敏　徐　樱　杨丽睿　邹玉宝　刘亚欣　许连军　蒋雄京　周宪梁　宋　雷　吴海英）

32. 心电图25年追踪

62岁患者以胸痛就诊。

患者1975年心电图正常。1982年心电图RV6=2.5 mV，$V_{4\sim6}$导联T波倒置。1989年超声心动图示左室室间隔厚度15 mm，左心室舒张期前后径48 mm。1990年$V_{4\sim6}$导联T波倒置加深；1999年左胸导联R波降低，继发的ST-T改变亦消失，而且出现室内传导阻滞。

1999年磁共振成像左心室侧后壁、近心尖部心肌偏薄，左心室腔横径5.46 cm，左心室射血分数（LVEF）0.32；冠状动脉正常。2000年V_5、V_6导联出现异常Q波。心电图变化见图1。

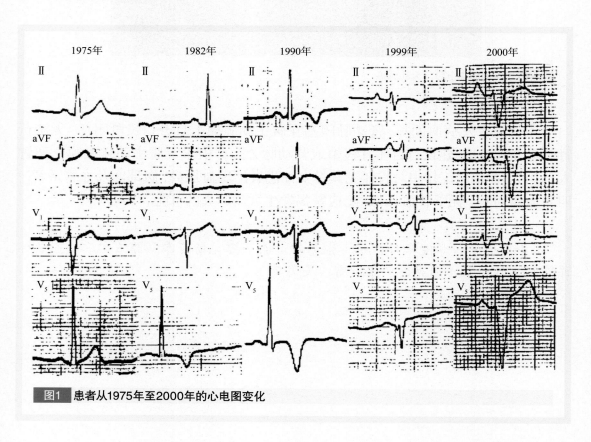

图1 患者从1975年至2000年的心电图变化

入院心电图示：心房扑动，胸片示双肺淤血，左心室大；超声心动图：室间隔厚度11 mm，左心室舒张期前后径71 mm，射血分数0.36。入院诊断：肥厚型非梗阻性心肌病晚期，心脏扩大，心房扑动，心功能NYHA3级。

查体：血压90/70 mmHg，双肺底闻及中小水泡音，心界向左扩大，心率60次/分，律齐，未闻及杂音，双下肢无水肿。入院心电图示心房扑动，心功能（NYHA）Ⅲ级。

入院后抗心力衰竭治疗，行同步直流电复律转复为窦性，患者心功能明显得到改善。

讨论

本例由肥厚型心肌病（HCM）逐渐演变为类似扩张型心肌病（DCM）。HCM患者中有10%～15%可发展为DCM样改变，可能与小冠状动脉病变引起心肌缺血，导致心壁变薄及瘢痕形成有关。心腔扩大的HCM是HCM逐步演变而来的，它们属于同一疾病的不同阶段。

本例心电图演变最具特征：1975年心电图正常，可能当时病变不足以影响心电向量。1982年心电图RV$_6$=2.5 mV，V$_{4\sim6}$导联T波倒置，提示心肌肥厚继发的复极异常。1990年V$_{4\sim6}$导联T波倒置加深，心电图表现符合心尖HCM的特征，经磁共振成像定位左心室前侧壁局限性增厚。1999年左胸导联R波降低，继发的ST-T改变亦消失，而且出现室内传导阻滞，提示肥厚的心肌变薄，运动减弱。而2000年V$_5$、V$_6$导联出现异常Q波。本患者若单从症状及心电图改变易误诊为冠心病心绞痛或心肌梗死。

（中国医学科学院阜外医院　高　鑫　王国干　袁贤奇　杨艳敏　朱　俊　宋有城）

33. 胸痛伴有黏液瘤

52岁女士因活动时胸闷、心前区疼痛2月余，加重伴头晕、恶心6 h来院。患者既往无长期发热及关节疼痛病史。无心房颤动病史。入院后查体：血压75/45 mmHg，心率100次/分。心肺听诊无异常。两次行心电图检查示：下壁导联疑似动态缺血演变。急查血D-二聚体水平正常，肌钙蛋白I 0.46 μg/L。初步诊断：急性冠状动脉综合征。立即给予吸氧及抗栓治疗。同时行急诊冠状动脉造影，术中未见冠状动脉明显狭窄，右冠状动脉近段发出异常血管丛，可见散落血池呈"天女散花"状（图1）。

次日患者查胸部X线片，血生化、风湿免疫系列检查均无异常，超声心动图检查发现左心房内有一巨大占位影，于舒张期阻塞二尖瓣口（图2）。高度怀疑黏液瘤的可能。

患者择期接受心脏黏液瘤摘除术，术中见左心房内有约10 cm×5 cm×3 cm巨大肿块，将瘤蒂连同瘤体一并切除后送检。病理检查示符合心脏黏液瘤表现。术

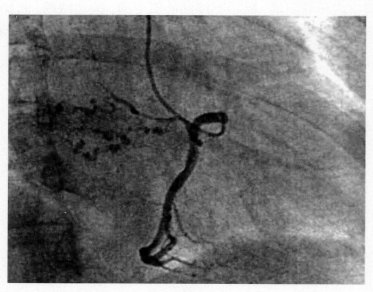

图1 造影示右冠脉近段发出心房支，于心房内形成血管丛

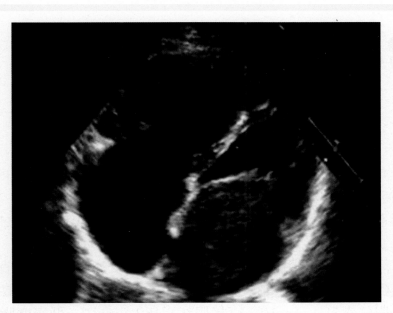

图2 超声心动图探及左心房内巨大占位

后患者胸闷、胸痛症状消失，痊愈出院。

讨论

　　心肌耗氧与冠脉供氧平衡一经打破，即可引起心绞痛症状发作。临床上导致心绞痛发作的病因，除冠心病外，尚有主动脉瓣狭窄、肥厚型梗阻性心肌病、冠状动脉痉挛、贫血等。由黏液瘤、冠状动脉瘘"盗血"导致冠状动脉供血不足，继而引起的心绞痛症状临床上较罕见。有报道称部分心脏黏液瘤患者可有典型心绞痛症状，推测为滋养动脉引起冠脉"盗血"所致。患者瘤体巨大，于舒张期明显阻塞二尖瓣血流，导致基础血压偏低。活动时心率增快，心脏舒张期缩短，回心血量减少，同时外周骨骼肌血管扩张，致血压进一步下降，继而影响冠状动脉灌注。黏液瘤滋养血管对右冠脉的分流作用，最终打破了冠状动脉血流的供需平衡。患者有心绞痛症状，心电图亦有心肌缺血表现，而以"冠心病"收住院。行冠脉造影检查均未发现明显冠状动脉狭窄，但均可见心血管异常致冠状动脉盗血，并进一步于特定的条件下致心绞痛发作。提示我们即使对于较典型的冠心病患者，仍应进行仔细且全面的查体及进一步的辅助检查，以免漏诊、误诊。

（徐州医学院附属医院　刘树珂　徐通达　夏　勇）

34. 18岁患心肌梗死的少年

18岁少年胸痛4 h就诊。这次入院1 d前，突发剧烈胸骨后压痛，持续约30 min，伴冷汗。

既往无相关危险因素及冠心病家族史，1年多前曾诊断"急性病毒性心肌炎"。

入院后，心肺腹查体阴性，全身皮肤可见散在皮疹。实验室检查：肌酸激酶MB同工酶（CK-MB）243.5 ng/ml，肌钙蛋白T 2.09 ng/ml；天冬氨酸氨基转移酶363 U/L，总胆红素51.4 μmol/L，直接胆红素16.1 μmol/L，低密度脂蛋白胆固醇2.89 mmol/L；凝血功能正常。

超声心动图示左心室舒张末期内径55 mm，左心室收缩末期内径40 mm，左心室射血分数49%，前壁、前间隔及左心室心尖部收缩活动消失，下壁后间隔收缩活动减弱。

心电图示窦性心律$V_{1\sim3}$导联ST段上抬0.05～0.3 mV，Ⅰ、aVL导联T波倒置。

鉴于心电图ST段持续性抬高，且伴有心肌酶学水平持续升高，诊断首先考虑冠心病、急性前壁ST段抬高型心肌梗死。

急诊冠状动脉造影检查可见右冠状动脉次全闭塞，可见微动脉瘤形成，心肌梗死溶栓治疗临床试验血流Ⅰ级；左主干短，前降支近段血管扩张后闭塞，巨大微动脉瘤形成，粗大回旋支及其分支，丰富的侧支循环（图1）。

由于计划开通前降支，未能成功，考虑陈旧性病变可能性大，可能与某一侧支循环血管闭塞有关。决定放弃介入治疗，建议外科手术，并加强药物治疗。

讨论

患者年龄小，无相关危险因素及冠心病家族史，考虑血管病变可能为非动脉粥样硬化性疾病导致。①心肌炎，心包炎：无前驱感染表现，未见低电压及广泛ST段上抬，无心包摩擦音及心包积液，故排除。②应激性心肌病：常有情绪或心理应激等诱因，彩色超声心动图提示左心室中部伴或不伴心尖部出现一过性运动减低、无运动或矛盾运动，不支持。③继发于全身性疾病：入院后甲状腺功能、风湿

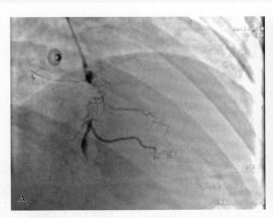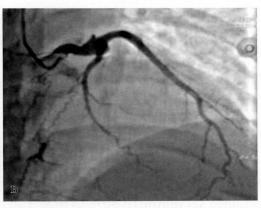

图1 A.右冠状动脉次全闭塞，可见微动脉瘤形成，TIMI血流Ⅰ级；B.左主干短，前降支近段血管扩张后闭塞，巨大微动脉瘤形成，粗大回旋支及其分支，丰富的侧支循环

免疫检查未见明显异常，眼底、颈部、四肢血管及肾动脉超声未见异常，无发热，间歇性跛行，无反复栓塞病史及血小板检查异常，故不支持甲状腺功能亢进、系统性红斑狼疮、大动脉炎、抗磷脂综合征等全身疾病导致的冠状动脉病变。④川崎病：冠状动脉造影显示血管以狭窄，扩张及微动脉瘤形成为主，患者幼年有高热10 d，伴有皮肤、黏膜、淋巴结改变，结合其冠状动脉病变特征，故可能性大。

川崎病是一种以急性全身血管炎为主要病变的发热出疹性疾病，目前已经成为儿童获得性心血管疾病的首要原因。川崎病对人体最严重的影响是导致冠状动脉的扩张和微动脉瘤的形成，以及在此基础上发展的瓣膜反流、心包炎、心肌梗死、心力衰竭。长期的抗凝和抗血小板是预防血栓形成和改善生存率的关键。因此对有胸痛的青少年要注意鉴别川崎病，早发现，早治疗。

（成都市第二人民医院　罗晓佳　胡咏梅）

35. 一氧化碳中毒致巨大J波

64岁女性患者，因一氧化碳中毒入我院抢救，T 35.0 ℃，血压未测出。深度昏迷，被动体位。急查血气分析示：pH，6.9；碳氧血红蛋白比例（FCOHb），46.6%；乳酸（Lac），20 mmol/L；碳酸氢根离子浓度（HCO_3^-），7 mmol/L。诊断：①重度一氧化碳中毒性脑病；②重度代谢性酸中毒（A型乳酸性酸中毒）。

13时28分急诊心电图（图1A）示：心房颤动，QRS时限154 ms，QT间期579 ms，以R波为主的导联出现ST-T段缺血性改变。各导联可见J点上抬及巨大J波，肢体导联呈圆顶状，其电压最高达0.7 mV，时间达100 ms，在aVR导联为负向，其余导联为正向；胸部导联J波呈驼峰形，V_2导联呈酷似右束支阻滞的RSR'，V_3导联的J波振幅为3.24 mm/s（27mm×0.12 s），J/R为1.29（27/21）。Ⅱ、aVF、$V_{2\sim6}$的ST段近似水平型下移0.2～0.5 mV。

急行气管插管机械通气、多巴胺升压、碳酸氢钠注射液静脉滴注、脱水、保温等抢救治疗，因病情危重转入重症监护病房（ICU）进一步诊治。

复查动脉血气示：pH，7.21；碱剩余（BE），-13.2 mmol/L；电解水平较前明显好转，酸中毒明显改善。15时13分复查心电图（图1B）提示：心房颤动，QRS时限119 ms，各导联J波振幅较前明显变小，V_3导联的J波振幅为0.88 mm/s（11 mm×0.08 s），J/R为0.49（11/24）。Ⅱ、aVF、$V_{2\sim5}$导联的ST段近似水平型下移0.1～0.2 mV。1 d后复查心电图（图1C）示：窦性心率，心电轴不偏，T波改变，异常心电图。于ICU治疗3 d后患者生命体征平稳，转入康复科行高压氧及康复等措施治疗，病情明显好转后出院，嘱患者定期复查。10 d后复查心电图正常。

讨论

近年研究表明J波与低体温、高钙血症、酸中毒、神经系统病变、心肌缺血密切相关，脑部疾病患者巨大J波与恶性心律失常有一定关系，死亡风险高。该患者是由一氧化碳中毒引起的低温、乳酸酸中毒，属于低温型巨大J波，其机制可能是由于低温以及酸中毒直接影响心肌细胞的代谢与功能，降低肌浆网Ca^{2+}泵和心肌细胞膜Na^+-K^+泵的活性，心外膜细胞Ito增加，结果产生透壁电压差而形成J波；低温损害

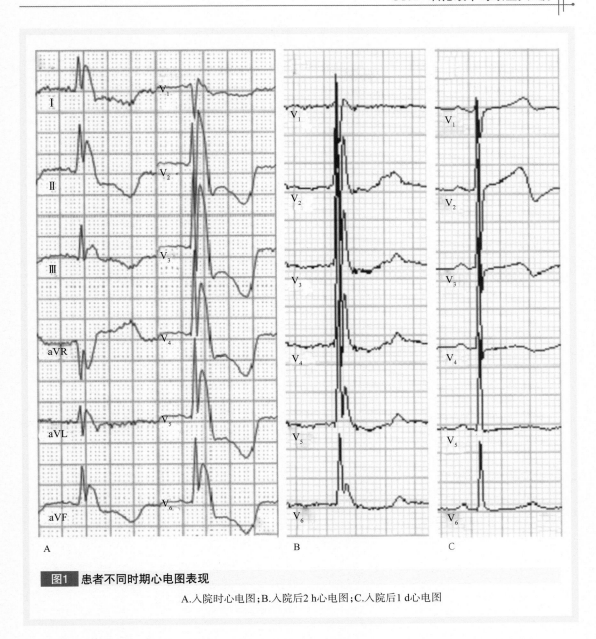

图1 患者不同时期心电图表现

A.入院时心电图;B.入院后2 h心电图;C.入院后1 d心电图

并抑制心外膜下的交感神经纤维,使交感和迷走神经失去平衡。巨大J波在心电图上变化有特异性,是恶性心律失常的一种,临床医师应该重视其他辅助检测手段,积极治疗,在一定程度上防治巨大J波急剧恶化。

（兰州大学第二医院　张　东　杨美娟　张利宝　王丽平）

参 考 文 献

［1］李自力, 张立平, 李培杰, 等. 急性一氧化碳中毒病理机制研究进展. 中华急诊医学杂志, 2005, 14 (3) : 263-264.

［2］严干新. 异常 J 波综合征. 临床心电学杂志, 2007, 16 (1) : 3-9.

［3］Antzelevitch C, Yan G X. J-wave syndromes. From cell to bedside. Journal of Electrocardiology, 2011, 44 (6) : 656-661.

36. 中年男士反复晕厥，消融2次仍反复心悸

36岁男士反复发作性心悸，并晕厥2次。既往吸烟15年，约20支/天。至当地医院心电图示预激综合征合并房速，心脏电生理检查证实为"预激综合征"，成功行右侧显性旁路射频消融术。

出院后患者仍反复发作心悸，性质同前，并再次出现晕厥，当地医院怀疑依然存在旁路前传，再次行心脏电生理检查证实无旁路存在，第1次射频消融术成功，但同时诱发出室速，并行室速消融。

但患者仍有"心悸"，回顾患者外院心电监测，发现一过性 I、II、aVF、V₃~V₆导联ST段压低≥0.1 mV、aVR导联ST段抬高≥0.1 mV的心肌缺血性改变（图1），继而发作宽QRS心动过速（图2）。

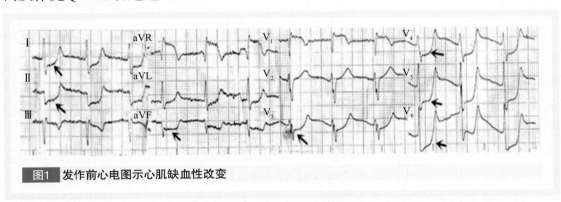

图1 发作前心电图示心肌缺血性改变

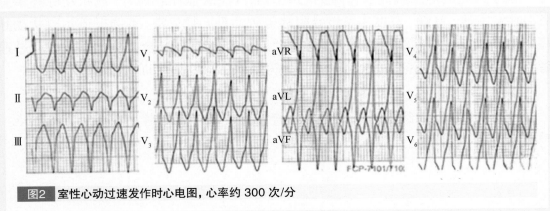

图2 室性心动过速发作时心电图，心率约 300 次/分

超声心动图：左心室舒张末径57 mm；节段性室壁运动异常；左心室射血分数50%。心脏＋冠脉CT：左心室增大；室间隔中远段、基底段相对较薄；各支冠状动脉未见钙化灶及粥样硬化斑块及狭窄性改变。

心脏磁共振成像（MRI）：室间隔节段性梗死。静息心肌灌注显像：后壁血流灌注减低。我院诊断冠脉痉挛致室速，给予盐酸地尔硫䓬、单硝酸异山梨酯缓释片等药物治疗，并行埋藏式心脏复律除颤器（ICD），出院8个月后随访患者未再发晕厥，ICD无放电事件。

讨论

临床常见预激综合征合并心房颤动者，同时合并室速较少见，故预激综合征患者出现宽QRS心动过速时易误诊为"预激综合征伴房速或房颤"。本例患者为冠脉痉挛致室速，室速发作前心电图有一过性缺血性改变，继而迅速转变为持续性室速图形，结合入院后多项检查均提示心肌缺血性改变，而冠脉造影及冠状动脉CT检查均无明显狭窄改变，我们认为本例患者为左冠脉主干反复痉挛致室速，故诊断为"心律失常预激综合征射频消融术后；冠心病变异性心绞痛；室速"。

患者持续服用钙拮抗剂及长效硝酸酯类药物预防冠状动脉痉挛治疗后，未再发生室速及晕厥，也支持上述诊断。对于明确诊断的冠状动脉痉挛患者，若无禁忌证，钙拮抗剂和长效硝酸酯类可作为预防和治疗冠脉痉挛的一线用药。目前，关于ICD在冠状动脉痉挛相关的心搏骤停患者的二级预防的适应证及获益仍存在争议。Simcha等对8例置入了ICD的冠状动脉痉挛伴发心室颤动患者进行了（3.5±3.2）年的研究表明，该类患者终身存在心源性猝死的高危因素，主张对于足量药物治疗后仍有症状的患者仍需考虑置入ICD。

除了典型的静息胸痛及伴随的心电图ST-T段缺血性表现外，冠状动脉痉挛患者可伴发室速、室颤、三度房室传导阻滞等致命性心律失常。本例报道示冠状动脉痉挛也可以发生于预激综合征患者。因此对于预激综合征合并宽QRS波心动过速者，应注意鉴别，与室速同时存在的可疑病史和心电图等有助于明确诊断。

（中国医学科学院阜外医院　刘娜娜　楚建民　浦介麟　邵春丽　陈旭华　杨跃进　张　澍）

37. 左心室特发性室性心动过速合并心尖肥厚型心肌病

患者男性，25岁，因阵发性心悸5年入院。否认有头晕、黑矇、胸痛症状。入院前12 d心悸症状再次发作，心电图（图1）示：心动过速伴完全性右束支传导阻滞及电轴左偏；外院静脉给予普罗帕酮、胺碘酮等药物后心率逐渐减慢，转为窦性心律。

入院当天，心电图（图2A）示：窦性心律可见T波改变（Ⅰ、Ⅱ、Ⅲ、aVF、V$_{3\sim6}$导联倒置，倒置幅度最高达1.6 mV）；超声心动图示：左心房内径33 mm，左心室内径51 mm，左心室射血分数63%，少量心包积液。考虑为左心室特发性室性心动过速（ILVT）。

入院后第3天行心内电生理检查，术中：心室刺激诱发心动过速，房室分离，证实为左后分支起源室速，心动过速下标测到最早P电位处放电，即刻终止心动过速，放电过程中体表心电图变为左后分支传到阻滞图形，重复先前诱发条件，均未

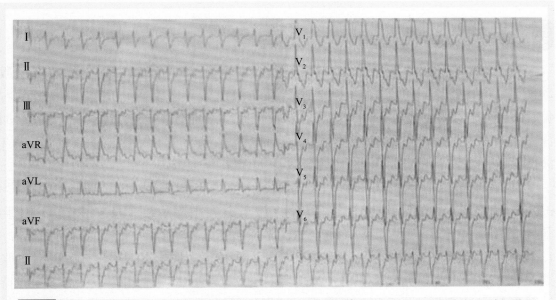

图1　患者心悸症状发作时心电图示室性心动过速伴完全性右束支传导阻滞、电轴左偏及广泛T波倒置

再诱发心动过速。术后当天复查心电图（图2B），T波倒置情况同前，无法用电张力性改变解释，需除外心肌病变。故行心脏磁共振成像（MRI）检查，提示：左心室心尖部增厚（11～13 mm），舒张末呈"黑桃尖"样改变，符合心尖肥厚型心肌病（AHCM）。出院诊断：AHCM合并ILVT。出院后随访6个月，患者再无心悸症状发作。

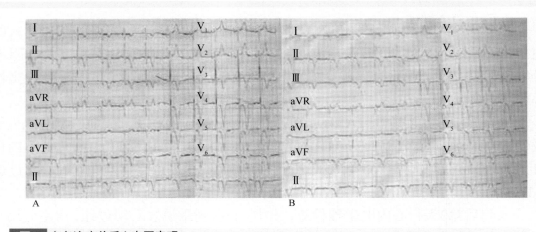

图2 患者治疗前后心电图表现

A.患者入院当天心电图示广泛肢体导联及V$_{3～6}$导联T波倒置；B.射频消融术后复查心电图T波倒置情况同前

讨论

ILVT常见于20～40岁男性，首次发作多在青少年时，产生机制主要是折返激动所致。心电图表现为心动过速伴完全性右束支传导阻滞伴电轴左偏或极度右偏，Ⅰ、Ⅱ、Ⅲ导联主波可一致向下，或I导联向上，Ⅱ、Ⅲ导联向下，胸导联S波逐渐加深，V$_1$导联可呈R、rsR'等形态，复律后可见电张性T波，即Ⅱ、Ⅲ、aVF、V$_5$、V$_6$导联T波倒置，持续数小时、数天、数周甚至数月，可自行恢复正常。

AHCM以向心性心尖部心肌肥厚为特征。心电图表现为各导联T波倒置＞0.1 mV，以V$_{4～5}$导联明显，V$_{4～5}$导联负性T波与心尖肥厚程度呈正相关；可以伴胸前导联及肢体导联ST段下移。诊断AHCM主要依据超声心动，心尖部心肌肥厚＞13 mm即可诊断该病。超声心动检查不能确诊者应做心脏MRI，左心室造影时舒张期左心室腔呈"黑桃尖"形是AHCM的特征之一。AHCM患者可以发生室速，但持续单形性室速少见，主要由心尖瘢痕区的折返所致。

该患者室速转为窦性心律后多次复查心电图T波倒置幅度较前均未见明显变

化，不支持电张性T波改变，其T波倒置由心肌病所致可能性大。肥厚型心肌病患者的心肌内常存在与室速发作相关的心肌瘢痕或纤维化，该患者射频消融术后的心脏增强MRI检查未提示有除射频消融术所致瘢痕外的其他心肌瘢痕或纤维化，不支持室速发作是由AHCM所致；且该患者的体表心电图及电生理检查均提示为左后分支起源的ILVT，消融术后随访6个月，患者再无心悸症状发作。故该患者的室速与心肌病相互独立的可能性较大。

（中国医学科学院阜外医院　刘慧慧　孙　奇　戴　研　张　澍）

参 考 文 献

［1］吴祥，郑毅雄．心脏记忆现象与电张调整性T波．心电学杂志，1999，18：181.

［2］周立明．彩色多普勒与其他方法对心尖肥厚型心肌病诊断价值的比较．中国医学影像学杂志，2002，10：182-183.

38. 20岁青年打篮球时胸痛心肌酶升高

20岁青年人打篮球时突发胸骨左缘压榨样疼痛，并向左肩背部放射，持续数小时不能缓解，心电图提示：Ⅱ、Ⅲ、aVF、$V_{7\sim9}$导联ST段抬高0.3～0.6 mV，Ⅰ、aVL导联压低0.3～0.5 mV（图1），血压85/50 mmHg，入院诊断急性冠状动脉（冠脉）综合征？心肌炎？予以扩冠、抗凝及营养支持等治疗后无明显好转，遂于当日来我院急诊。

肌钙蛋白Ⅰ 3 ng/ml。冠脉造影示：冠脉成右优势型。右冠脉近中段见管状偏心狭窄，病变较长（约28 mm），最严重处约60%，病变远端见血栓影，管腔血流通畅，余冠脉未见异常（图2）。

追问患者既往病史，父母亲诉患者曾于6个月出现过发热多天，口腔及咽部黏膜有充血，手足出疹，主要在躯干部，斑丘疹呈多形红斑样，当时住院治疗（具体诊治不详）。

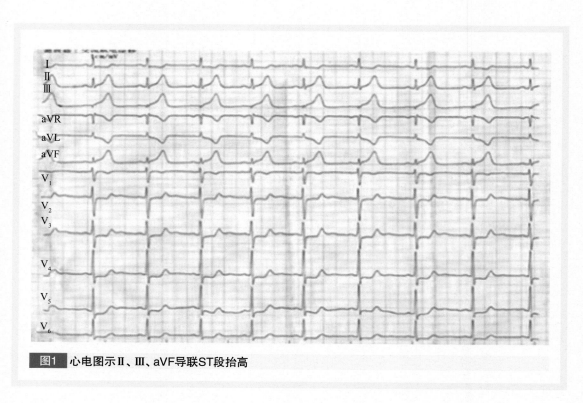

图1 心电图示Ⅱ、Ⅲ、aVF导联ST段抬高

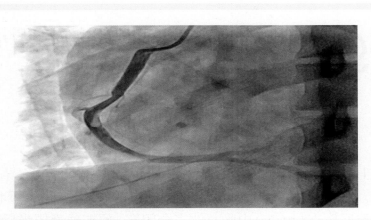

图2　冠脉造影示:右冠脉近中段偏心狭窄

因患者入院后已无再发胸痛,结合患者病变情况故未处理狭窄病变。术后多次复查心肌酶呈进行性下降过程。彩色超声心动图示室壁运动节段性异常,左心室收缩功能减低(42%)。住院期间查甲功五项、凝血四项、感染四项、B型利钠肽、血管炎三项、血液免疫五项、抗ENA抗体谱、血清蛋白电泳、血清免疫固定电泳、血浆磷脂酶A2均未见异常。

讨论

该患者为青年男性,无危险因素,具有典型心肌缺血症状,心肌坏死标记物进行性升高,心电图变化典型,冠脉造影检查提示梗死血管为右冠脉,住院期间查冠脉造影以及感染四项、C反应蛋白、血管炎三项、血液免疫五项、抗ENA抗体谱,排除原发性的冠脉粥样硬化、继发性的贫血、心律失常等原因以及手术原因引起的急性心肌梗死,结合患者儿时较为典型的川崎病症状特征,考虑患者心肌梗死的原因最有可能为原发性的川崎病导致的冠脉局限性的偏心狭窄,由诱因引起急性血栓导致冠脉阻塞。目前全球通用的心肌梗死定义并未涉及川崎病冠脉血管所导致的心肌梗死,而该病例则可以一定程度上补充心肌梗死的又一病因,使得心肌梗死的定义更为完整和正确。

川崎病又称皮肤黏膜淋巴结综合征,其可引起全身多系统受累,其中以冠脉损害最为严重,川崎病冠脉病变是指冠脉炎症性改变,可导致其解剖形态异常,包括冠脉扩张、冠脉瘤、冠脉狭窄和闭塞等。Szuki等从4562例川崎病中筛选出1392例做冠脉造影,395例有病变,其中62例冠脉分支呈节段性狭窄占6.37%,主要是右冠脉,其次是左前降支、左回旋支。

(广州中医药大学第一临床医学院　刘温华　邓　斌)

39. 39岁男士急性ST段抬高型心肌梗死不愿意放支架

39岁男士突发胸痛。心电图检查：Ⅱ、Ⅲ、aVF及V_{7~9}导联ST段抬高$0.2\sim0.4$ mV。考虑急性下壁后壁ST段抬高型心肌梗死。急诊冠状动脉造影术（CAG）证实左回旋支（LCX）中段急性完全闭塞，预扩球囊扩张后LCX血流恢复TIMI3级，残余85%重度狭窄，但患者强烈拒绝置入支架，遂结束手术（图1）。

对患者强化抗栓治疗两周后，家属要求药物涂层球囊（DCB）治疗，复查CAG提示LCX原闭塞段残余狭窄80%，未见血栓。

DCB治疗过程：2.5 mm×20.0 mm球囊预扩张后选2.75 mm×10.00 mm切割球囊进一步行病变预处理，复查CAG，显示前向血流TIMI3级，可见A型夹层，随后给予3.0 mm×30.0 mm DCB治疗，术毕复查造影示狭窄明显减轻，血流TIMI3级，未见C型及以上夹层，CAG定量分析（QCA）测量直径狭窄38%（图2）。

术后6个月随访，行CAG及光学相干断层成像（OCT）检查。CAG显示原闭塞

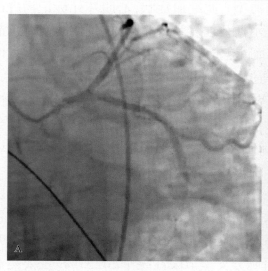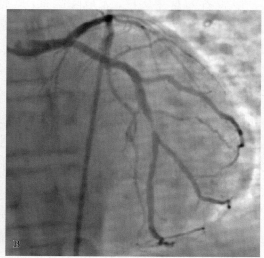

图1　急性心肌梗死行单纯球囊扩张治疗造影

A.左回旋支中段急性完全闭塞；B.经球囊扩张后血管再通，残余85%重度狭窄

段管腔狭窄程度较6个月前DCB术后即刻残余狭窄显著减轻（QCA测量直径狭窄率19.5%），即出现管腔正性重构现象。OCT检查发现内膜表面仅有微小夹层，局部内膜下仍可见未愈小夹层，但未见血栓，大部分血管段内膜修复良好。定量分析显示残余狭窄最重处最小管腔直径2.11 mm、最大管腔直径2.63 mm、最小管腔面积4.56 mm^2，随访结果理想（图3）。

讨论

目前各大指南均推荐冠状动脉支架内再狭窄作为DCB临床应用的Ia类指征。随着对DCB临床应用的不断深入，人们发现对于冠状动脉原位原发（De novo）病变DCB也有很好的治疗效果。由斑块破裂、斑块侵蚀及钙化结节继发的STEMI均伴有不同程度的血栓负荷。因血栓的存在可能会影响DCB抗增殖药物快速、有效地进入到冠状动脉病变内膜下，所以对于DCB的临床应用来说，STEMI属于比较特殊的一种De novo病变。国内关于DCB治疗De novo病变的STEMI患者报道目前

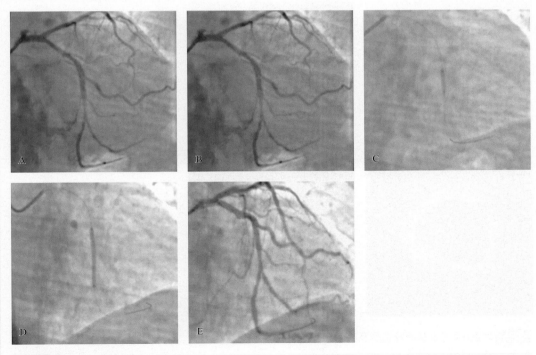

图2 药物涂层球囊治疗过程

A.复查冠状动脉造影示左回旋支仍有80%狭窄；B.2.5 mm×20.0 mm预扩球囊扩张；C.2.75 mm×10.00 mm切割球囊扩张；D.3.0 mm×30.0 mm药物涂层球囊扩张；E.最终结果

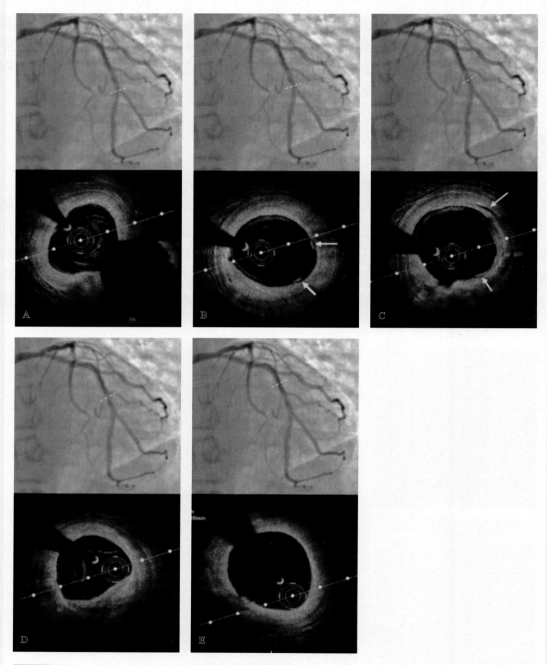

图3 术后6个月冠状动脉造影及光学相干断层成像检查

A. 分叉处管腔面积:4.59 mm²;B. 内膜表面微小夹层;C. 内膜表面及内膜下小夹层;D. 狭窄最重处最小管腔面积4.56 mm²;E. 近段参考最小管腔面积6.46 mm²

极少见。国外小样本的临床研究显示：对于De novo病变的STEMI患者，相较药物洗脱支架（DES），6个月的主要不良心血管事件统计分析发现，DCB优于DES的治疗效果，并且半年的CAG及OCT随访发现DCB治疗组血管管腔面积增加，即出现正性重构现象，而这一优势现象在DES治疗组未被发现。较其他类型De novo病变，DCB处理STEMI病例的特殊之处在于手术时机的把握。选择在急诊球囊扩张恢复血流2周或更长的抗栓时间后给予DCB治疗的主要原因在于：①急性期反复的球囊扩张预处理易增加慢血流、无复流的发生风险，特别是对于血栓负荷重、脂质核心大的病变；②DCB释放的药物可能渗入血栓内或碎裂脂质斑块内，进入管壁的药物量减少，直接影响DCB的临床疗效。

总之，目前已经初步显示：对于De novo病变的STEMI患者DCB也可取得较好的临床效果。但是，单纯急诊球囊扩张恢复前向血流将面临罪犯血管再次急性闭塞的风险。另外，何时选择DCB治疗以发挥最大疗效以及术后双抗血小板时间选择3个月还是12个月仍需进一步研究讨论，OCT的动态随访可能会提供最为直接的证据。

（徐州市肿瘤医院　李　谦　王新宇　陈青远　张　勇　张瑶俊）

参 考 文 献

[1] Gobić D, Tomulić V, Lulić D, et al. Drug coated balloon versus drug eluting stent in primary percutaneous coronary intervention: a feasibility study. Am J Med Sci, 2017, 354 (6) : 553-560.

[2] Higuma T, Soeda T, Abe N, et al. A combined optical coherence tomography and intravascular ultrasound study on plaque rupture, plaque erosion, and calcified nodule in patients with STsegment elevation myocardial infarction: incidence, morphologic characteristics, and outcomes after percutaneous coronary intervention. JACC Cardiovasc Interv, 2015, 8 (9) : 1166-1176.

40. 49岁男士晕厥甲状腺功能降低

49岁男士因头晕、乏力、发现心跳慢1周就诊。1周前出现头晕、乏力，伴发热，体温最高达42 ℃，心电图为三度房室传导阻滞，经抗感染治疗后体温正常，但心率仍慢。

血压53/30 mmHg，心率49次/分，律齐，未闻及杂音。做心电图示窦性心动过缓，T波改变，QT间期549 ms（图1）。

给予抗感染、去甲肾上腺素、钾镁合剂治疗，入院第二天突发意识丧失、心电监护显示为尖端扭转型室速（Tdp，见图2），立即给予200 J电复律后恢复窦性心率，并硫酸镁、异丙肾上腺素治疗，其后多次发生尖端扭转型室速，均给予电除颤后恢复，查甲状腺功能示TSH 10.541 μIU/ml，FT3 1.6 pmol/L，FT4 6.4 pmol/L，T3 0.35 nmol/L，T4 38.4 nmol/L，查皮质醇（8am）为45.8 nmol/L。

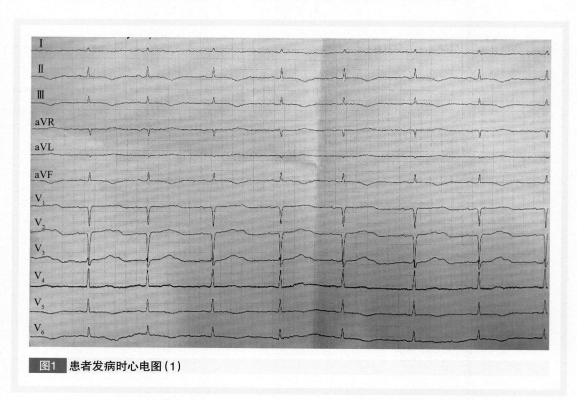

图1 患者发病时心电图（1）

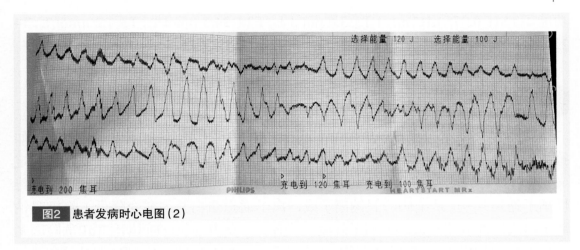

图2 患者发病时心电图（2）

　　考虑其心率慢系甲状腺功能及肾上腺水平减低导致，给予左甲状腺素100 μg，每日1次，上午泼尼松5 mg，下午2.5 mg，并置入临时起搏器，设置起搏频率为80次/分，以缩短QT间期。经上述处理后未再发生心动过速，置入10 d后血压112/76 mmHg，关闭临时起搏器为自主心律，心率平均80次/分。评估病情稳定，给予拔除临时起搏器，复查心电图示正常心电图，心率66次/分，QT间期418 ms（图3），24 h动态心电图示总心搏123 268次，偶发室早（24 h 1次），复查甲状腺

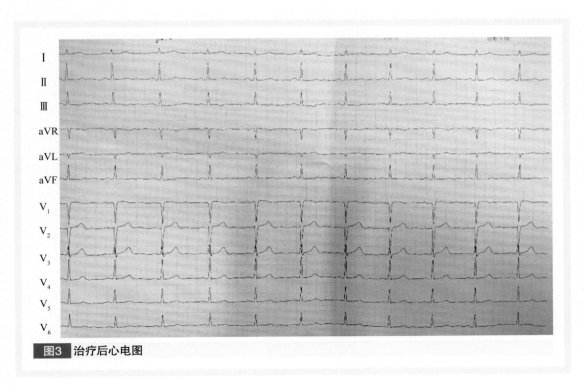

图3 治疗后心电图

功能示TSH 0.075 μIU/ml，FT3 3.6 pmol/L，FT4 24.5 pmol/L，T3 1.2 nmol/L，T4 226.7 nmol/L。皮质醇（8 am）为25.2 nmol/L。病情好转出院，随访4个月无复发。

讨论

尖端扭转型室速（Tdp）是一种严重心律失常，可致晕厥/阿-斯综合征发作，如抢救不及时，可转为室颤而致命。Tdp与QT间期延长有密切关系。QT间期延长的定义为男性>470 ms，女性>480 ms。QT间期延长分为先天性和获得性，前者为遗传性离子通道疾病，是编码跨膜钠离子或钾离子通道蛋白基因突变降低了除极时钠离子内流活性或使复极时钾离子外流迟缓所致。获得性长QT间期伴TdP危险因素包括女性，使用延长QT间期药物，电解质紊乱，心脏基础疾病，肝、肾功能异常，感染及甲状腺功能减低等，去除这些因素后QT间期可恢复正常。

本例患者无心脏性猝死家族史，既往心电图无异常，不考虑先天性LQTS。患者多次因心率慢，QT间期延长（为0.549 s）致尖端扭转型室速发生并导致阿-斯综合征，既往无类似发作，经积极补充甲状腺激素、肾上腺激素及控制感染后QT间期恢复正常（0.418 s），故该患者QT间期延长考虑为获得性。

获得性长QT综合征患者，诱因去除后QT间期往往恢复正常，如不能恢复，则考虑行埋藏式心脏转复除颤器（ICD）置入，本例患者经积极治疗基础疾病后QT间期恢复正常，随访4个月无复发，免于器械置入，减少了经济负担。因此，对原因不明的QT间期延长应注意查甲状腺、性腺、肾上腺功能，以防漏诊误诊。

（遵义医学院附属医院　王冬梅　石　蓓　王　希　荣季冬）

参 考 文 献

［1］中华医学会心血管病学分会心律失常学组，中华心血管病杂志编辑委员会，中国心脏起搏与心电生理杂志编辑委员会．获得性长QT间期综合征的防治建议．中华心血管病杂志，2010, 38: 961-969.

［2］Kannankeril PJ, Roden DM. Drug-induced long QT and torsade de pointes: recent advances. Curr Opin Cardiol, 2007, 22: 39-43.

41. 52岁男士血小板增多合并急性心肌梗死

    患者男性，52岁。因"胸痛10 d"入院。既往有30余年吸烟史，每日20支，无高血压、糖尿病、高脂血症及冠心病史。辅助检查：心电图示I、aVL、V_1～V_5导联病理性Q波，T波倒置；心肌坏死标记物：肌钙蛋白I 22.7 ng/ml。腹部彩色超声心动图示肝脾大；心脏超声心动图示左心室前间隔、前壁乳头肌水平以下及下壁基底段收缩运动较正常稍减弱；复查血小板计数741.00×10^9/L。入院时初步诊断：①冠心病急性广泛前壁、高侧壁心肌梗死Killip 1级；②血小板增多原因待查。

    请血液科会诊后考虑诊断：血小板增多原因待查（反应性？骨髓增殖性肿瘤？），建议完善血液科相关系统检查。血液相关系统结果回报：骨髓细胞学检查（图1）示骨髓增生近极度活跃，粒、红二系造血可，巨核系产板功能旺盛，血小板稍增多；骨髓病理学检查示骨髓增生活跃，造血细胞容量约60%，三系均增生，以粒细胞系为主，多数为杆状核以下阶段粒细胞，巨核细胞系稍增多，5个巨核细胞/高倍镜，但形态以成熟分叶为主，嗜银染色（-），无骨髓纤维化，铁染色（-）；外周血白细胞计数未见原粒、早中晚幼粒；补体40.386 g/L，血清铁蛋白333.14 ng/ml，抗核抗体（IgG型）（-），抗双链DNA（IgG型）（-），抗着丝点抗体（-）；JAK2基因V617F突变型阳性，BCR/ABL（P210）、BCR/ABL（P230）融合基因均为阴性。血液科再次会诊考虑诊断为：原发性血小板增多症。入院后常规给予冠心病二级预防用药，并遵循血液科会诊意见给予羟基脲口服治疗。

    患者于2014年5月8日行冠状动脉造影，结果提示：左前降支开口闭塞，回旋支、右冠基本正常，行经皮冠状动脉介入治疗（PCI），球囊多次预扩张后，造影提示前降支血栓负荷重，TIMI血流1级，给予替罗非班、硝酸甘油冠状动脉内注射，再次造影提示前降支血流较前改善，TIMI血流2级，前降支开口至近段弥漫性80%狭窄，考虑血栓负荷重，支架内血栓风险较高，暂时不置入支架，出院后嘱患者坚持服用阿司匹林、氯吡格雷、瑞舒伐他汀、美托洛尔、培哚普利等冠心病二级预防用药，以及羟基脲治疗，定期复查血小板，待血小板降至正常后，择期行支架置入治疗。

    患者于2014年7月7日返院复诊，出院期间无胸痛发作，无心悸、气促等不适，坚持服用阿司匹林、氯吡格雷和羟基脲等药物。入院复查血小板：285.8×10^9/L，与患

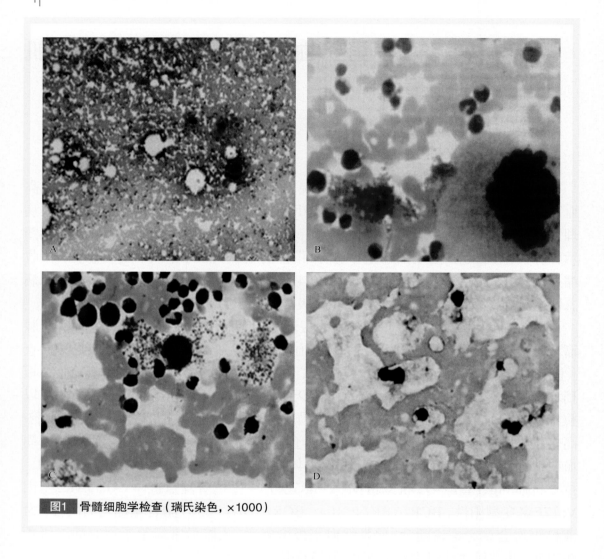

图1 骨髓细胞学检查 (瑞氏染色, ×1000)

者家属沟通后, 拟行前降支PCI。于前降支开口至近段置入支架1枚。术后患者坚持服用冠心病二级预防用药, 以及羟基脲治疗, 定期复查血小板, 根据血小板高低调整羟基脲剂量, 控制血小板在正常范围内。

讨论

血小板增多症临床上常见于以下3种情况: ①假性血小板增多症, 由于血液中类似血小板的物质被全自动化全血细胞计数仪误认为血小板, 外周血涂片可鉴别, 并无血栓形成风险; ②反应性血小板增多症也称继发性血小板增多症, 75%以上存在一个或多个诱因, 如急性感染、炎症反应、组织损伤、脾脏切除术后、缺铁、恶性肿瘤等，具有自限性、血栓形成风险低的特点；③原发性血小板增多症，其主要发病和死亡原因就是血栓性并发症。据报道，29%～40%的患者有微血管血栓症状，而大血管血栓并发症的发生率可达11%～25%。其中，大部分为动脉血栓，最常见的发生部位是脑血管，其次是冠状动脉。

原发性血小板增多症合并急性心肌梗死患者，主要为血小板增多所致，行PCI治疗易导致支架内血栓形成，故血小板计数正常前不建议行支架置入手术。此外，由于大量血小板聚集于冠状动脉内形成白色血栓，与常见的急性心肌梗死红色血栓不同，一般溶栓剂效果欠佳，但采用血小板糖蛋白Ⅱb/Ⅲa受体拮抗剂可以获得较好的效果，因此，该患者在使用替罗非班后TIMI血流可以得到有效的恢复。除心肌梗死的常规治疗外，原发性血小板增多症患者血小板活性明显增强，聚集性增高，易再次出现急性冠脉综合征事件，因此针对血小板增多症应进行化疗，如羟基脲、干扰素或是血细胞分离术等。该患者在使用羟基脲治疗后，血小板可以有效地降低，但PCI后仍有支架内血栓发生的风险。因此，应定期复查血小板，根据血小板高低调整羟基脲剂量，控制血小板在正常范围内，长期坚持服用羟基脲。

（广西医科大学附属第一医院　苏　强　李　浪）

参 考 文 献

[1] Barbui T, Thiele J, Passamonti F, et al. Survival and disease progression in essential thrombocythemia are significantly influenced by accurate morphologic diagnosis: an international study. J Clin Oncol, 2011, 29: 3179-3184.

[2] Rossi C, Randi ML, Zerbinati P, et al. Acute coronary disease in essential thrombocythemia and polycythemia vera. J Intern Med, 1998, 243: 49-53.

[3] Tefferi A, Fonseca R, Pereira DL, et al. A long-term retrospective study of young women with essential thrombocythemia. Mayo Clin Proc, 2001, 76: 22-28.

42. 54岁女士左房球状血栓合并多器官功能障碍

54岁女士因气急伴晕厥入院。4个月前诊断为风湿性心脏瓣膜病,二尖瓣重度狭窄。当地医院建议入院治疗。患者未重视及治疗。4 d前,患者出现胸闷、气急伴有晕厥及腹胀,遂到当地医院就诊予以利尿等纠正心力衰竭治疗无好转。6 h前患者出现呼吸急促加重,到急诊科就诊。

查体:神志清楚,表情痛苦,皮肤湿冷,双侧桡动脉及足背动脉搏动微弱,心律失常,心率157次/分,血压80/40 mmHg,端坐呼吸,下肢轻度水肿。急诊予以补液、缩血管药物(肾上腺素、去甲肾上腺)泵入维持循环,急诊行气管插管辅助呼吸等治疗。

心动图发现风湿性二尖瓣重度狭窄,二尖瓣面积0.6 cm^2,左房附壁血栓,收缩期肺动脉压力103 mmHg,左心室射血分数58%。红细胞4.73×10^9/L,白细胞10.52×10^9/L,血小板83×10^9/L。D-二聚体5.7 mg/L,纤维蛋白原及纤维蛋白原降解产物15.6 mg/L。丙氨酸氨基转移酶478 IU/L,天冬氨酸氨基转移酶348 IU/L,尿钠素1860 pg/ml。血气分析:酸碱度 6.821,氧分压50.2 mmHg,二氧化碳分压30.9 mmHg,乳酸19.70 mmol/L。

入急诊科后请心脏外科、心脏内科、麻醉科会诊。经讨论及与患者家属沟通病情认为,患者病情危重,心肺功能衰竭伴肝脏、肾脏等多器官功能障碍,手术风险极大,患者家属要求手术,患者由急诊科直接送入手术室。行全身麻醉及气管插管、中心静脉、外周动脉置管,取平卧位,置入经食管超声探头发现左心房游离的球状血栓,大小约2 cm×2 cm,见图1。

颈部、胸部、腹部消毒后铺巾,经胸部正中纵行开胸。体外循环前发现患者凝血功能障碍,静脉注射肝素前的活化凝血时间值超过999 s。开胸后发现,右心房及右室明显增大,中心静脉压力为30 cmH$_2$O。经上下腔静脉插管,主动脉根部灌注冷血心脏停搏液行心肌保护。切开右房及房间隔,见左房内二尖瓣口上方2 cm×2 cm大小球状暗红色血栓,左心耳内含少量血栓,二尖瓣瓣膜增厚,交界融合,瓣下腱索融合,瓣口重度狭窄。三尖瓣瓣膜增厚,前后交界融合,瓣叶挛缩,呈风湿样改变。清除血栓后,切除病变二尖瓣,间断缝合植入27 mm圣犹达机械瓣。患者三尖瓣膜增厚,瓣叶挛缩,成形效果差,切除病变三尖瓣后,间断缝合植入27 mm 爱德

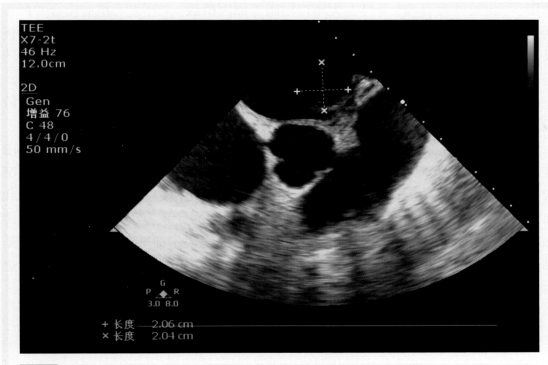

图1 食管中段主动脉瓣短轴切面，左心房内可见大小约2 cm×2 cm弱回声团

华生物瓣。安置心脏表面临时起搏器，术后顺利脱离体外循环，仔细止血关胸后送入心胸重症监护室。

术后第1天，患者出现循环衰竭，需要大剂量肾上腺素及去甲肾上腺维持血压。合并高乳酸性代谢性酸中毒，对静脉应用碳酸氢钠注射液反应差。术后第1天，患者24 h尿总量250 ml，考虑急性肾脏损害，予以肾脏替代治疗。术后第2天，患者出现心搏骤停，予以常规心肺复苏等治疗，抢救无效死亡。

讨论

左房球状血栓，也称漂浮血栓，是一类游离于左心房壁，随心脏跳动而活动的特殊心脏血栓。患者常常合并二尖瓣狭窄，心房颤动，容易出现外周栓塞、晕厥、猝死、循环呼吸衰竭等。对于左心房球状血栓合并多器官功能障碍并行急诊心脏手术的报道很少。目前认为左心房球状血栓合并循环呼吸衰竭的主要机制为血栓引起的二尖瓣上梗阻，导致肺循环的血液进入左心室发生障碍，进而导致机械性梗阻性心源性休克。在本病例中，术中发现患者右心房及右心室极度肿胀并且中心静脉压明显升高，主要考虑由患者长期的风湿性二尖瓣狭窄导致继发性重度肺动脉高压、三尖瓣重度反流、急性二尖瓣口梗阻等原因所致。对于左心房血栓合并严重的血小板降低、凝血异常，Caldentey等认为由于心脏血栓形成消耗大量的血小板及凝血因子，它是一种特殊类型的弥散性血管内凝血（DIC）。经食管超声心动图是诊断左心房球状血栓的主要方法，它能准确发现血栓，并评估合并的瓣膜病变。在本病例中，患者入院时已出现心肺、肾脏等多器官障碍，并快速进入晚期DIC阶段，虽急诊行左心房血栓清除及瓣膜置换，术后仍因多器官功能衰竭死亡。

对于心脏瓣膜病合并房颤的情况，美国心脏协会建议华法林抗凝，维持INR在2～3。文献报道未抗凝的患者可出现左心房血栓。对于风湿性二尖瓣重度狭窄合并房颤的患者，规范抗凝及早期手术是降低患者病死率的主要方法。左心房球状血栓可能会诱发猝死、栓塞等，而且左心房内血栓容易导致瓣膜机械性梗阻，这类患者对于液体复苏及缩血管药物的反应极差。快速完成术前准备，急诊心脏手术是唯一可能有效的治疗方法。未来，还需要对左心房球状血栓与凝血系统的关系进行研究。

（四川大学华西医院　许　超　李　晓　曹　珂　高　侠　侯江龙）

参 考 文 献

［1］Beiras-Fernandez A, Moehnle P, Kaczmarek I, et al. Giant left atrial thrombus with mechanical compromise of the mitral valve. Journal of Thoracic and Cardiovascular Surgery, 2008, 136 (5) : 1374-1376.

［2］Caldentey G, San Antonio R, Flores-Umanzor E, et al. Thrombocytopenia induced by giant atrial thrombus in rheumatic valve disease. Netherlands Heart Journal, 2017, 25 (7-8) : 463-464.

［3］January CT, Wann LS, Alpert JS, et al. 2014 AHA/ACC/HRS Guideline for the Management of Patients With Atrial Fibrillation: Executive Summary A Report of the American College of Cardiology/American Heart Association Task Force on Practice Guidelines and the Heart Rhythm Society. Circulation, 2014, 130 (23) : 2071-2104.

43. 62岁男士接受机器人辅助冠状动脉介入

　　62岁男士反复发作胸痛2周。冠状动脉造影：左冠状动脉前降支近段严重钙化，回旋支中段直径80%狭窄，伴严重钙化，右冠状动脉中段80%狭窄伴严重钙化。团队进一步利用血管内超声（IVUS）评估病变，结果提示右冠中段严重钙化，最小管腔面积2.18 mm^2。综合冠状动脉造影及IVUS结果，患者有介入治疗适应证，于同日行冠状动脉介入治疗。

　　本次操作全程在CorPath GRX机器人冠状动脉介入系统辅助下完成。常规方法手动送入6F JR4.0导管，术者在机器人系统辅助下调节引导管至最佳位置，并通过机械手柄顺利将导丝送入靶病变远端。在机器人系统辅助下送入Scoreflex 2.5 mm×10 mm球囊，以14 atm 预扩。随后送入2.75 mm×13 mm Lacrosse NSE棘突球囊以10 atm进一步预扩。成功利用系统回撤球囊。

　　利用机械手柄精准置入Firehawk 2.75 mm×33 mm支架，以12 atm释放。送入Quantum 3.0 mm×12 mm球囊以16 atm后扩，再次行IVUS提示支架贴壁膨胀良好，最小管腔面积4.24 mm^2。成功回撤全部器械。

　　术后造影：右冠管腔未见明显残余狭窄，TIMI Ⅲ级血流。操作时间99 min。机器人系统操作时间75 min；放射线30 min；总射线暴露剂量1100 mGy/cm^2。患者住院期间无手术相关并发症及不良事件发生。术后24 h出院。

讨论

　　本文报道亚洲地区首例机器人辅助PCI。CorPath GRX系统成功辅助术者完成全部手术操作步骤。术后管腔无明显残余狭窄，血流恢复良好，术者操作过程流畅，与传统手动操作无明显差异，患者住院期间无手术相关并发症及主要不良心血管事件发生。

　　Beyar等最初提出机器人辅助PCI概念，并在2006年首次将该技术应用于人类。经过不断改良，最初机器人辅助系统发展为目前的CorPath系统。该系统的安全性和有效性在经皮机器人强化冠状动脉介入（PRECISE）研究中得到验证。该系统主要组成部分是介入操作仓和床边单元两部分（图1）。

　　介入操作舱有铅屏防护，术者无须附加放射防护处理。舱内有手柄控制器，术者可通过简单推动，拉回，旋转操纵杆推进，回撤，旋转器械（图2）。

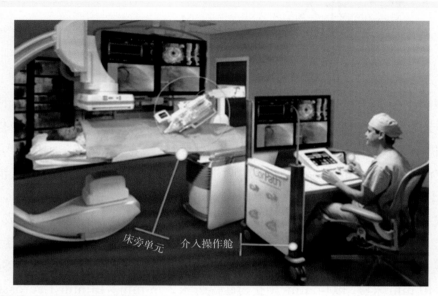

图1 CorPath GRX 系统基本构成

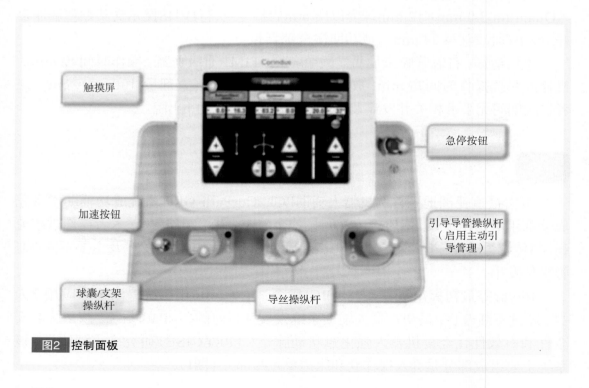

图2 控制面板

　　机器人辅助PCI对于医生的益处十分明显,包括减少射线暴露和无须穿戴铅衣。对于患者的益处在于操作系统更加精确,有助于介入医师准确选择支架尺寸及支架释放位置,避免由于支架过长、过短或释放位置不佳导致患者发生不良事件。机器人PCI的主要局限性是复杂病变经验较少,可能由于系统故障或其他紧急情况而需要改为术者手动操作。但是随着系统精确性不断提高,术者会积累更多的复杂病变经验并不断拓宽该技术的应用范围。

　　机器人辅助PCI应用范围正在不断拓宽。目前已有研究报道在机器人系统辅助下成功进行左主干病变、复杂病变的介入治疗,提示机器人辅助PCI拥有更加广阔的前景。机器人PCI将有望融入日常诊疗过程并使PCI基本步骤发生深刻改变。

（中国医学科学院阜外医院　宋晨曦　杨伟宪　丰　雷　朱成刚　宋　雷　慕朝伟　徐　波　窦克非）

44. 63岁男士反复凌晨胸痛冠状动脉慢血流

63岁男士45日前凌晨4：00左右于睡眠中突发持续胸闷，2 h后出现全胸剧痛，伴气短、头晕、大汗及后背痛，意识丧失2次，每次持续10 s可自行苏醒，胸痛持续4 h无缓解，就诊于当地医院行心电图检查示：窦性心律，$V_{2\sim6}$导联ST段抬高0.05～0.3 mV，Ⅱ、Ⅲ、aVF导联ST段压低0.05 mV（未能获悉具体心电图），心肌酶及肌钙蛋白高于正常，诊断为"急性心肌梗死"，未行再灌注治疗。

2013年12月12日行冠状动脉造影示：前降支血流慢（图1），右冠近段局限性狭窄约60%，给予阿司匹林、波立维、阿托伐他汀钙、单硝酸异山梨酯缓释片（欣康）及盐酸地尔硫䓬片（合心爽）口服，仍反复于凌晨4：00左右发作胸痛，性质同前但程度较前减轻，发作时含服硝酸甘油后1～2 min可缓解，如此反复至清晨7：00左右。患者既往无高血压、糖尿病史。吸烟史40年，平均40支/日，未戒烟，无饮酒史。入院查体未发现特殊阳性体征。患者入我院后心电图未见异常，肌钙蛋白I正常。

诊断为冠状动脉慢血流现象伴变异型心绞痛。调整药物方案为硝酸异山梨醇酯（消心痛）15 mg，每6小时1次，盐酸地尔硫䓬片30 mg，每6小时1次，患者未再发胸痛。

为捕捉胸痛发作时心电图以进一步明确诊断，于2014年1月23日暂停硝酸异山梨醇酯和盐酸地尔硫䓬片行动态心电图（Holter）检查，患者停药后3 h再发上述不适，给予硝酸甘油舌下含服1～2 min可缓解，恢复原方案后患者未再诉特殊不适。Holter检查结果提示患者诉心绞痛发作时对应心电图前壁导联T波高尖。出院后患者坚持我院抗心绞痛方案，随访至今已半年余，未诉特殊不适。

讨论

变异型心绞痛（VA）的本质是冠状动脉痉挛（CAS），主要发病机制为CAS导致冠脉完全或几乎完全闭塞产生透壁性或非透壁性缺血。变异型心绞痛发作为一过性，持续时间短，通常与劳力因素无关而不能由运动诱发，不可预测，诊断较困难，24 h动态心电监测有重要价值。根据我国的变异型心绞痛诊疗指南及日本"冠

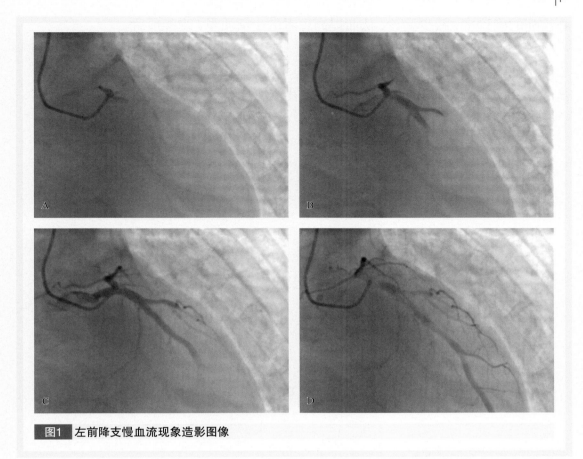

图1　左前降支慢血流现象造影图像

脉痉挛性心绞痛诊断与治疗指南"（JCS2008），该患者变异型心绞痛诊断明确。患者外院冠状动脉造影未见冠状动脉痉挛，但发现前降支血流缓慢，约4个心动周期血流方可到达远端，血流充盈呈现阶段式（图1）。

　　冠状动脉慢血流现象（CSFP）的定义为：除外溶栓治疗后、冠状动脉成形术后、冠状动脉痉挛、冠状动脉扩张、心肌病、瓣膜病等因素，造影时心包脏层血管正常或接近正常，没有明显阻塞性病变（狭窄＜40%），而远端血流灌注延迟的现象。该患者符合诊断前降支慢血流现象。该患者心绞痛发作时Holter捕捉到前壁导联T波高尖，呈现心肌缺血图形，下壁导联未见明显ST段或T波的改变，即患者变异型心绞痛发作时，前降支供血区存在心肌缺血表现，而右冠供血区未见明显心肌缺血征象。综上所述，我们认为患者右冠状动脉近段狭窄与心绞痛发作无关，前降支慢血流可能是该患者发生变异型心绞痛的重要诱因。

　　冠状动脉慢血流现象作为变异型心绞痛的诱因较为特殊和少见，本病例提示冠状动脉慢血流现象存在特殊而重要的病理意义，提醒临床医师遇到冠状动脉慢血流现象时要注意评估患者变异型心绞痛的发作风险，结合临床表现提高变异型心绞痛的确诊率，减少漏诊，从而提高患者的生活质量，改善预后。

（中国医学科学院阜外医院　潘子璇　宋卫华　郭远林　朱成刚　马文韬　张　梦　于东颖　任振龙　马永强　李建军）

45. 三度房室传导阻滞、低血压和右心占位

65岁女士以咳嗽、咳痰5 d，胸闷、气喘半天就诊。呼吸34次/分，心率34次/分，两下肺闻及湿啰音。心电图：房扑，三度房室传导阻滞。超敏肌钙蛋白：1.01 μg/L。

初步考虑冠心病、急性心肌梗死，立即行急诊冠状动脉造影+临时起搏器置入术。冠状动脉造影：LAD未见明显狭窄，但血流缓慢，TIMI 2级，RCA中远段（左室后侧支）长段狭窄70%~80%，附近可见云雾状阴影。未进行干预。

临时起搏后，患者胸闷气喘，呼吸困难加重，且患者血压持续偏低70/50 mmHg，氧饱和度下降90%左右。进一步查D-二聚体：1.85 μg/ml；血气分析：氧分压 45 mmHg。

心脏彩超检查：左心室下壁节段性运动异常，左心室收缩功能下降，右心房室内占位，提示血栓可能性大；中等量心包积液，右房室内占位该团块影与三尖瓣结合紧密，活动度小，又不支持血栓（图1）。

进一步行心脏CT、肺血管CTA检查，结果提示纵隔、心包、右房室包块为淋巴

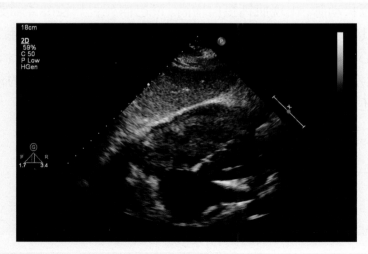

图1 心脏彩超检查：右房室内占位，提示血栓可能性大

瘤（图2）。最终诊断考虑多发淋巴瘤（心腔、心包、纵隔），三度房室传导阻滞。

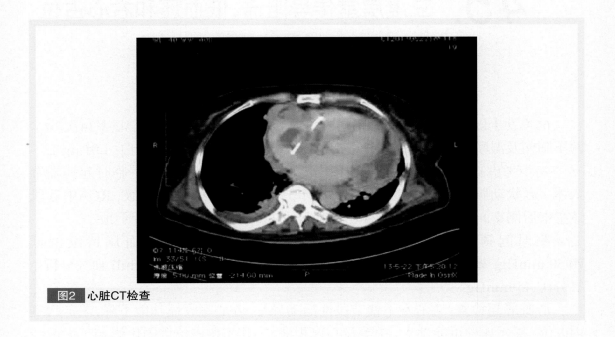

图2 心脏CT检查

讨论

淋巴瘤侵犯心包、心腔，出现胸闷气喘、低血压，侵犯心肌，出现三度房室传导阻滞，侵犯冠状动脉，出现肌钙蛋白增高。淋巴瘤死亡尸检68.4%波及心脏，主要为心包积液，其次为心包播散，心室壁播散占20%，可表现为弥漫性、结节性等，可侵犯心外膜、心肌等，其中冠脉动脉瘤细胞滞留，堵塞管腔，占5.7%。该病明确诊断时往往已进入疾病晚期，甚至在尸检时方才发现。因此，对该病的治疗亦极为困难，对此人们还缺乏经验，有关文献报道极为少见。

（安徽省合肥市滨湖医院　周炳凤）

参 考 文 献

冯嗣青,黄文臣,刘丽梅,等.35例淋巴瘤死者尸检的心脏病理变化.癌症,2002,21(3):326.

46. 15岁少女反复红斑合并重度心力衰竭

15岁少女于2014年中旬出现双下肢红斑,隆起皮面,有压痛,伴持续低热,最高体温37.5 ℃,伴盗汗,同时出现活动时双下肢疼痛、乏力。外院给予中药等治疗后,红斑逐渐消退,但仍间断感活动时下肢乏力,未继续诊治。

2015年7月患者再次出现左前臂红斑,性质同前,同时出现活动耐量下降,爬2层楼梯喘憋,偶夜间憋醒,咳嗽、咳白色泡沫样痰,尿量减少,食欲下降、间断进食后恶心、呕吐,双下肢、腰骶部、眼睑可凹性水肿。

入院查体:血压161/114 mmHg(左上肢),140/测不出mmHg(右上肢),下肢血压测不出,心率120次/分,左前臂红斑,突出皮面,有压痛。颈静脉充盈。心界扩大,律齐,无杂音。肝肋下2~3指,移动性浊音(−)。双下肢轻度可凹性水肿,右桡动脉搏动弱,双足背动脉搏动未及。

NT-proBNP为14761 pg/ml,高敏C反应蛋白133.1 mg/L,第1小时红细胞沉降率56 mm;补体、免疫球蛋白定量、抗核抗体18项、抗可溶性核抗原抗体、抗中性粒细胞胞质抗体、类风湿因子、狼疮抗凝物、心磷脂抗体、抗β2GP1、血清蛋白电泳、血免疫固定电泳、尿免疫固定电泳、肿瘤标志物、甲状腺功能、TORCH抗体未见异常。TB细胞亚群:未见CD8$^+$T细胞异常激活。

超声心动图示:心肌病变,全心增大,双室室壁运动幅度普遍减低,双室收缩功能重度减低,左室射血分数12%(双平面法),双室内血栓(左室内可见大小62 mm×20 mm和40 mm×13 mm附壁血栓,右室内可见大小24 mm×8 mm附壁血栓)(图1)。床旁血管超声,右侧肱动脉近心段局限性重度狭窄,范围长约3.5 cm;双侧股总、股浅动脉管壁增厚、狭窄,左侧为著。CT主动脉造影示新发右颈内动脉狭窄,近闭塞,及双肾动脉、腹腔干狭窄(图2)。

患者为青少年女性,根据病史采集,病程分为两个阶段。前期表现为下肢结节红斑,伴低热、乏力等全身症状,未系统诊治。后期表现为皮疹再发,伴多系统受累,包括心脏、呼吸系统(有咳痰、咯血,CT见左上肺团块影,双下肺多发斑片影和多血管病变)。结合患者的临床表现、辅助检查,考虑到多发性大动脉炎。

多发性大动脉炎患者出现急性心力衰竭表现,且无瓣膜或冠状动脉受累的情况下需要考虑急性心肌炎,此时超声多符合扩张型心肌病的表现,心肌活检可见心

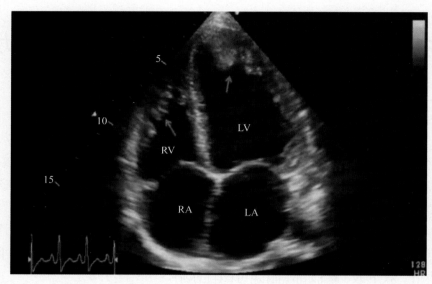

图1 患者治疗前超声心动图，红色箭头指示左右心室内附壁血栓形成

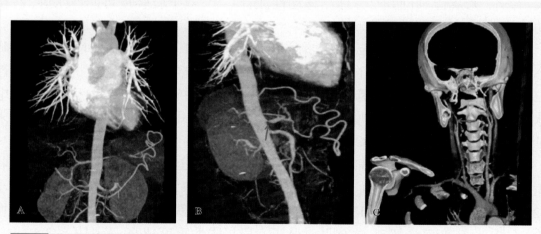

图2 CT主动脉造影示新发右颈内动脉狭窄，近闭塞，及双肾动脉、腹腔干狭窄

肌细胞坏死、溶解，间质内局灶单核细胞浸润。有研究认为多发性大动脉炎患者中50%会出现心肌炎，大多数是亚临床受累，造成急性心肌炎的机制考虑为心肌局部穿孔素、主要组织相容性复合体分子表达增多介导的细胞毒损伤。

入院后给予患者呋塞米、螺内酯、地高辛、补钾及营养支持，严密监测患者咯血情况下给予低分子肝素4000 U每12小时皮下注射抗凝治疗后过渡至华法林。入院第3天起给予甲泼尼龙40 mg/d静脉滴注、环磷酰胺0.4 g每周1次静脉滴注，同时给予抑酸、防骨质疏松、护肝治疗。入院第6天起加用酒石酸美托洛尔、培哚普利抗心力衰竭治疗，并根据血压、心率调整至最大耐受剂量，期间监测肌酐、电解质水平稳定。

患者活动耐量逐步改善，病房内活动无不适，咳嗽、咳痰、咯血好转，水肿消退。于2015年9月24日出院。出院3个月返院随访，患者体力恢复好，可爬3层楼，快走时感左下肢乏力。血压（左上肢）130/80 mmHg，（右上肢）120/测不出mmHg。复查超声心动图见双室壁运动恢复正常，左室射血分数58%，附壁血栓消失；复查胸部CT见肺内病变完全消失。治疗方面，激素规律减量，环磷酰胺调整为霉酚酸酯0.75 g每日2次，停服华法林，加用阿司匹林0.1 g/d，继续服用美托洛尔、培哚普利。

参 考 文 献

［1］Miloslavsky E, Unizony S. The heart in vasculitis. Rheum Dis Clin North Am, 2014, 40 (1)：11-26.

［2］Talwar KK, Kumar K, Chopra P, et al. Cardiac involvement in nonspecific aortoarteritis (Takayasu's arteritis). Am Heart J, 1991, 122 (6)：1666-1670.

47. 肺癌切除术后咯血的患者

50岁的男士因间断咳嗽、痰中带血、发热半月余就诊。患者4年前体检时发现左肺肺癌，后行左肺上叶切除术，并规律放、化疗4次，后病情稳定。患者近半个月间断痰中带血，近1 d痰中血量增加，以鲜红为主。给予抗炎、止血对症支持治疗后病情未见好转，仍有间断发热，咯血量增加。为明确患者咯血原因给予行肺动脉CTA检查，肺动脉CTA影像所见：左肺下叶部分肺动脉分支起始段高密度影，不除外左肺下叶部分肺动脉分支破裂或假性动脉瘤形成所致，伴周围包裹性积液、积气及残余左肺炎症（图1）。

结合患者肺动脉CTA结果急请心外科、胸外科会诊，建议立即手术，紧急送往手术室。术中可见左下叶背段近膈面，肺动脉上方有血凝块，量约50 ml，打开心包，心包腔内探查见左肺动脉根部有血肿，仔细清理肺动脉根部的周围纤维坏死、瘘口处的坏死组织及凝血块脱落，随后出血量较大，纱布压迫止血，止血缝线缝合瘘口。手术成功返回病房。

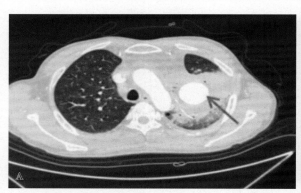 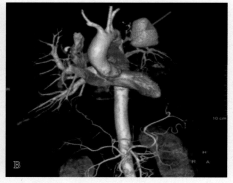

图1 肺动脉血管计算机断层摄影术检查（A）和肺动脉血管三维重建图（B）

讨论

假性动脉瘤指动脉管壁被撕裂或穿破，血液自此破口流出，被主动脉邻近的组织包裹而形成血肿，多由于创伤所致。假性动脉瘤是血管损伤的并发症，因火器伤、刺伤、医源性损伤等致动脉壁全层破裂出血。由于血管周围有较厚的软组织，在血管破口周围形成血肿，因动脉搏动的持续冲击力，使血管破口与血肿相通形成搏动性血肿。约在伤后1个月后，血肿机化形成外壁，血肿腔内面为动脉内膜细胞延伸形成内膜，成为假性动脉瘤。

目前肺动脉破裂致假性动脉瘤形成反复咯血者少有文献报道。本病病因包括肿瘤复发、术后并发症、感染等。病理上假性动脉瘤的壁缺乏典型的动脉壁三层结构，即内膜、肌层、外膜。假性动脉瘤有出现破裂、血栓栓塞、压迫周围组织结构等风险，潜在威胁患者的生命安全，因此及时准确的诊断尤为重要。由于该患者肺动脉破裂局部血栓形成，加上局部有炎症，组织粘连，起到了止血的作用。因而，患者虽每日咯血，但咯血量未造成危及生命的后果。

总之，发现不明原因咯血，特别是存在肺癌术后等基础性疾病患者，给予抗炎、止血等治疗后仍不见好转者，应尽早行血管造影检查，排除血管性病变，早期诊断，避免造成大咯血的危险，及时发现，早期手术治疗，临床医生应提高对动脉破裂、假性动脉瘤的认识。

（吉林大学第一医院　王蒙蒙　卜丽梅）

48. 怀孕37周的女士

23岁女士怀孕37周时出现胸闷,伴夜间阵发性呼吸困难。超声心动图检查示左心室舒张末径62 mm,射血分数31%,按"围生期心肌病"抗心衰治疗症状缓解不明显,妊娠38周行剖宫产术。

术后患者仍反复出现胸憋、气短,四肢血压测量示:右上肢血压122/60 mmHg,左上肢血压95/52 mmHg,右下肢血压68/47 mmHg,左下肢血压84/35 mmHg。全主动脉CT扫描结果显示主动脉峡部褶曲狭窄伴管壁钙化,最窄处位于左锁骨下动脉开口处,管径约6 mm,以远降主动脉近段管壁散在钙化。左锁骨下动脉远段显影好,近段发育不良,管径3~4 mm。腹腔干近段管腔褶曲狭窄(图1)。初步考虑先天性主动脉缩窄可能性大,左锁骨下动脉近段发育不良。

CT提示先天性主动脉狭窄,但未见内乳动脉和髂动脉之间丰富的侧支循环,考虑不具备先天性主动脉缩窄典型的影像学改变,不能除外大动脉炎,所以给患

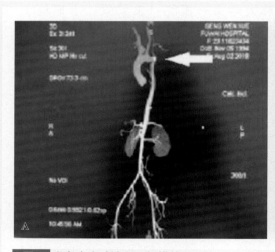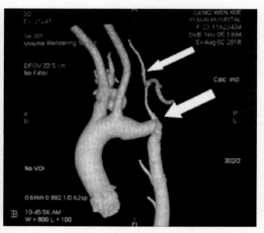

图1 患者全主动脉CTA扫描结果

A. 可见主动脉峡部褶曲狭窄(箭头所示);B. 左锁骨下动脉狭窄(箭头所示),无明显的侧支循环,腹腔干近段管腔褶曲狭窄

者进行了^{18}F-脱氧葡萄糖正电子发射型计算机断层成像（CT）检查，PET-CT检查示大动脉放射性发布欠均匀，部分动脉放射性摄取略增高。右侧颈总动脉略扩张，SUVmax 2.4；头臂干略扩张，SUVmax 2.7；升主动脉管壁略增厚，SUVmax 2.4；腹主动脉肾门水平放射性摄取略增高，SUVmax 2.6。肝脏放射性发布欠均匀，SUVavg 2.3，SUVmax 3.5。PET-CT提示头臂干、腹主动脉和升主动脉等放射性摄取略增高，提示炎症活动。结合症状、体征和影像学检查，患者诊断为大动脉炎，累及主动脉峡部、左锁骨下动脉和腹腔干动脉。

　　患者有下肢肢体缺血和心衰的表现，具备进行手术治疗的指征，但是患者目前仍处于慢性炎症活动期，予以泼尼的松30 mg抗炎治疗，药物治疗3个月后评估疾病炎症活动度并考虑进行介入治疗。

讨论

　　主动脉峡部狭窄性病变多见于先天性主动脉缩窄，是由先天性主动脉弓发育异常所致，其特点是上肢血压高，下肢血压低；较早在内乳动脉和髂动脉之间建立丰富的侧支循环，所以患者肢体缺血症状较轻；较少累及主动脉的分支血管；理论上进行PET-CT检查时无炎症活动表现。

　　询问病史时发现该患者10年前开始出现肢体运动乏力，提示后天起病。主动脉CTA可见局限性的主动脉峡部严重的褶曲狭窄，但是狭窄段近、远端主动脉之间没有明显侧支循环。同时伴有锁骨下动脉、腹腔干的狭窄和大动脉管壁的增厚钙化，提示大动脉炎可能性大。PET/CT检查可见头臂干、腹主动脉和升主动脉等放射性摄取略增高，提示这些部位动脉病灶有炎性活动。但CT未见主动脉环形增厚改变，不具备大动脉炎的典型影像学表现，但是结合患者病史、体征和影像学检查，可排除先天性主动脉缩窄，诊断为大动脉炎。患者听诊时在颈部和锁骨上窝未闻及血管杂音，是因为左锁骨下动脉均匀狭窄，未形成血流旋涡，同时不伴有颈部其他血管的狭窄性改变。

　　大动脉炎是一种慢性、非特异性动脉炎，主要累及主动脉及其一级分支，受累动脉管壁增厚、管腔狭窄、闭塞或扩张，偶有瘤样改变，女性多于男性。1990美国风湿病学会（ACR）提出的诊断标准：①年龄≤40岁；②肢端缺血症状；③脉搏减弱；④双上肢血压不等；⑤锁骨下动脉或主动脉血管杂音；⑥影像学改变，主动脉及其一级分支的狭窄或闭塞改变，且非动脉粥样硬化、纤维及性发育不良等引起。同时具备上述三条以上标准可诊断为大动脉炎。

　　本病例的诊断提示我们，在详细进行体格检查和影像学检查的同时，认真细致地询问病史的重要性。在先天性主动脉缩窄和大动脉炎鉴别诊断困难时，可以考虑进行PET-CT检查来鉴别诊断。

（中国医学科学院阜外医院　樊家俐　周　月　张慧敏　马文君　娄　莹
赵　青　蔡　军　宋　雷　周宪梁　蒋雄京　吴海英）

参 考 文 献

［1］肖占祥,陈福真,符伟国,等.主动脉狭窄型多发性大动脉炎的手术治疗.复旦学报(医学科学版),2001,(03):264-265.

［2］叶岚,郑心田,刘彤,等.先天性主动脉缩窄致高血压1例.中华高血压杂志,2012,20(07):695-696.

［3］Arend W P, Michel BA, Bloch DA, et al The American College of Rheumatology 1990 criteria for the classification of Takayasu arteritis. Arthritis & Rheumatism, 1990, 33 (8) : 1129-1134.

［4］Keser G, Aksu K, Direskeneli H. Takayasu arteritis: an update. Turkish journal of medical sciences, 2018, 48 (4) : 681-697.

［5］Rao PS. Coarctation of the aorta. Current cardiology reports, 2005, 7 (6) : 425-434.

［6］Tombetti E, Mason JC. Takayasu arteritis: advanced understanding is leading to new horizons. Rheumatology, 2018.

［7］Zhang X, Zhou J, Sun Y, et al. 8F-FDG-PET/CT: an accurate method to assess the activity of Takayasu's arteritis. Clinical rheumatology, 2018: 1-9.

49. 有巨舌症眶周紫癜的心力衰竭患者

49岁男士3年前出现双下肢可凹陷水肿,10个月前患者水肿较前加重,自觉舌体肿大。冠状动脉造影示:未见明显狭窄;呼吸睡眠监测示:"睡眠呼吸暂停综合征"。心电图示:窦性心律、轻度ST-T改变。5个月前自觉舌体较前肿大(图1)。

3个月前患者进食时出现呛咳,伴晕厥、鼻出血、眼睑瘀斑(图2)。

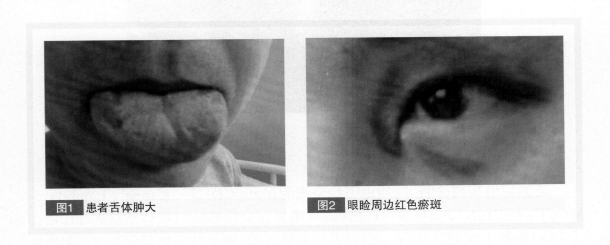

图1 患者舌体肿大　　　图2 眼睑周边红色瘀斑

心脏超声示:左室壁明显增厚,肥厚心肌回声不均,心肌内可见散在强回声斑点(图3),左室壁运动幅度弥漫性轻度减低,右室壁增厚,前壁厚约7 mm,回声增强。心脏超声结论:心肌淀粉样变。ECT示:颅骨、四肢各骨骨代谢减低。胸部CT示:双侧胸腔大量积液、心包少量积液。

心脏MR:符合心脏淀粉样变,估算射血分数36%。BNP: 357.0 pg/ml。

转入血液科后行骨髓细胞学检查,结果显示浆细胞比例增高,占11%,可见双核、三核及大小核浆细胞。骨髓免疫分型:骨髓中有核细胞可见表达CD138$^+$、CD38$^+$的细胞群2.49%,部分细胞同时表达CD56$^+$,少量细胞同时表达CD20,CD38强阳性细胞cyKappy(−),cylambda(+)。初步诊断为多发性骨髓瘤、多浆膜腔积液、淀粉样变、心功能不全。给予呋塞米、地塞米松+沙利度胺、抗感染、维生素D治疗,治疗期间患者症状好转,仍有咯血及双下肢可凹性水肿,仍有眶周瘀斑。

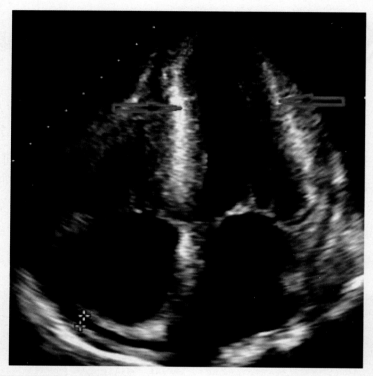

图3 超声心动图示心肌强回声斑点

骨髓活检病理诊断：间质内一些浆细胞浸润（CD138⁺、Kappa⁺、Lambda⁺、MUC1⁺，约占10%），未见淀粉样物沉积（刚果红染色阴性）；舌体活检病理诊断：（舌体）鳞状上皮黏膜，固有层纤维及骨骼肌组织，刚果红染色显示有少许阳性物（苹果绿色）（图4），为少量的淀粉样物质沉积。

进行血清检查。游离轻链κ：5.80 mg/L；游离轻链λ：45.1 mg/L；κ/λ：0.1286。血免疫球蛋白定量：免疫球蛋白G，5.86 g/L；免疫球蛋白A，0.65 g/L；免疫球蛋白M，0.51 g/L。轻链kap（KAP）：411 mg/dl；轻链l am（LAM）：273 mg/dl。

给予BCD（注）方案化疗，并同时给予呋塞米利尿、补充白蛋白及对症治疗，6个疗程后无胸闷、憋气，双下肢水肿消退、胸腔积液减少。查BNP：63.8 pg/ml；肌钙蛋白I：0.023 ng/ml；免疫球蛋白K轻链0.959 g/L，免疫球蛋白L轻链0.64 g/L，轻链κ/λ值1.498；骨髓涂片细胞学检验：成熟浆细胞1.0%，免疫球蛋G 5.7 g/L，免疫球蛋白A 0.351 g/L，免疫球蛋白M 0.355 g/L，免疫球蛋白E ＜17.7 IU/ml。心脏超声：EF63%，继续治疗3个疗程，共9个疗程。治疗各时期心功能指标变化见表1。

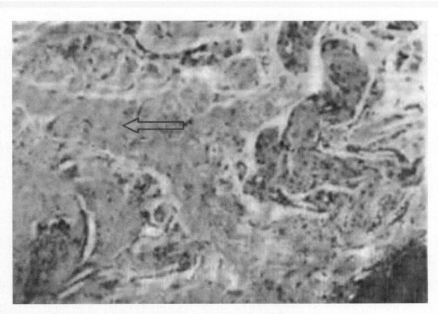

图4 舌体活检刚果红染色提示少许淀粉样物质沉积（箭头所指，×100）

表1 患者治疗过程中各期心脏指标

时间	左室后壁（mm）	左心房（mm）	室间隔（mm）	左心室射血分数（%）	B型尿钠肽（pg/ml）
2016-03	7	38	10	67	41.5
2016-11	21	41	21	44	357
2017-01（未行BCD化疗）	23	47	23	40.8	1309
2017-05（第四次BCD方案化疗后）	19	39	17～21	52	308
2017-08（第六次BCD方案化疗后）	12	43	15	63	63.8

注：B代表硼替佐米；C代表环磷酰胺；D代表地塞米松

讨论

该患者初始因"心衰"就诊，行冠脉造影检查排除了"缺血性心肌病"导致的心力衰竭，但未行系统性检查，延误了本病的早期诊断，值得引起对此病早期症状、体征的鉴别重视。在AL淀粉样变性病中，眶周紫癜和巨舌症的存在具有较低的敏感性（10%～20%），但具有高度的特异性。巨舌症是典型淀粉样变的特征表现，其特征是舌头增大和僵硬，约出现在20%的患者中，舌头往往有较明显的牙印，颌下肿胀常见于舌体肿大，可能足以引起呼吸阻塞和睡眠呼吸暂停，在心力衰竭的情况下眶周紫癜几乎是AL型淀粉样变的特征性表现。

最终诊断包括心内膜下病理活检确诊和临床确诊，有学者认为心脏以外的病理活检加上典型的超声心动图表现、心脏症状、心电图改变，即可诊断为心肌淀粉样变，无须心内膜心肌活检。

治疗包括两个方面：第一是心脏的管理。心肌淀粉样变患者的心力衰竭管理区别于其他类型的心力衰竭治疗。利尿剂是治疗此类病因导致的心力衰竭的主要药物，并且更倾向于使用袢利尿剂（通常为托拉塞米）和醛固酮拮抗剂（螺内酯）的组合，这种利尿剂的组合可保持钾平衡。第二是消除血清中游离轻链。本患者的器官功能的改善往往要待浆细胞克隆受到抑制，体内淀粉样物质被分解后才起效。轻链型淀粉样变性主要通过化疗抑制单克隆轻链的产生，大剂量药物联合自身外周血干细胞移植可清除克隆性增生的浆细胞，改善受累器官功能，是目前认为最有效的方法。硼替佐米是选择性的蛋白酶体抑制剂，前期的一些临床研究已经证实硼替佐米在AL中的有效性，其与环磷酰胺有协同作用，硼替佐米联合环磷酰胺、地塞米松（BCD）方案在多发性骨髓瘤疗效确切，而在AL型淀粉样变中的疗效国外仅有小样本报道。Mikhael有研究结果显示，BCD方案在初治AL患者中血液学完全缓解率高达60%，而国内有报道称该方案的缓解率为90%，这种差异可能与患者使用的疗程数较少以及脏器累及程度轻重有关。

系统性轻链型淀粉样变性的患者目前尚无根治方法，尤其心脏受累时病情进展更快，目前一线治疗方案主要是以硼替佐米等为主的化疗方案，并同时有效的干预受累心脏。更为重要的是早期诊断，早期干预，可改善患者预后。

（山东省千佛山医院　李国华　泰山医学院　朱家良）

参 考 文 献

[1] Burroughs EI, Aronson AE, Duffy JR. Speech disorders in systemic amyloidosis. Br J Disord Commun, 1991, 26: 201-206.

［2］ Carroll JD, Gaasch WH. Amyloid cardiomyopathy: characterization by a distinctive voltage/mass relation. Am J Cardiol, 1982, 49: 9-13.

［3］ Falk RH, Alexander KM, Liao R. AL (Light-Chain) Cardiac Amyloidosis: A Review of Diagnosis and Therapy. J Am Coll Cardiol, 2016, 68: 1323-1341.

［4］ Hassan W, Al-Sergani H, Mourad W. Amyloid heart disease. New frontiers and insights in pathophysiology, diagnosis, and management. Tex Heart Inst J, 2005, 32: 178-184.

［5］ Hose D, Rème T, Hielscher T, et al. Proliferation is a central independent prognostic factor and target for personalized and risk-adapted treatment in multiple myeloma. Haematologica, 2011, 96: 87-95.

［6］ Rubinow A, Skinner M. Digoxin sensitivity in amyloid cardiomyopathy. Circulation, 1981, 63: 1285-1288.

［7］ Skinner M, Anderson JJ, Simms R, et al. Treatment of 100 patients with primary amyloidosis: a randomized trial of melphalan, prednisone, and colchicine versus colchicine only. Am J Med, 1996, 100: 290-298.

50. 晕厥伴心脏占位的女士

30岁女士以心悸和晕厥就诊。患者先感心悸、胸闷，之后晕厥，伴抽搐，约数十秒自行恢复，发作时心电图未记录到。

24 h动态心电图示（图1）：室性期前收缩，1417次/24小时，室性心动过速。初步考虑心源性晕厥，短阵室速。心脏电生理检查：频发室早，短阵室速，室早来源多考虑心尖部。

心脏彩超示（图2）：左室腔内可见一大小79 mm×48 mm×52 mm异常回声区，部分边界尚清楚，形态尚规则，内为中等偏强回声，并填充大部分左室腔，致使有效腔室变小为33 mm×37 mm；该异常区近心尖部与左室壁内侧膜界线欠清，并压迫部分左室壁，致使室壁变薄为3～5 mm，该异常区基底部似位于乳头肌水平左室侧后壁。彩超血流示：各瓣膜未见病理性反流。心尖四腔等多切面示：心包脏、壁层分离，内可见液性暗区。

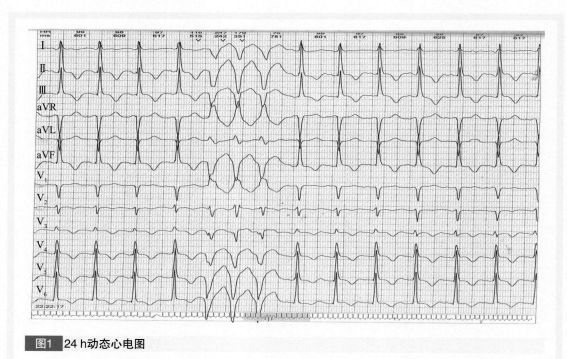

图1 24 h动态心电图

　　心脏磁共振检查示（图3）：心尖占位，考虑脂肪瘤。初步诊断为：心脏占位性病变，心尖部脂肪瘤，短阵室速。

　　转入心脏外科行体外循环下左室脂肪瘤切除术。常规插管建立体外循环，降温，阻断上、下腔静脉及升主动脉，经主动脉灌注心停跳液使心脏停搏。经左侧肺静脉切口置入左心引流管。切开左心室后壁，探查见黄色异物，大小约25 mm×15 mm，切除异物，取相应大小涤纶补片，5-0聚乙烯线连续缝合室壁。给予外侧将变薄左室壁加补片连续缝合，逐步缝合左室切口。开放升主动脉、心脏自主复跳。缝合心脏各切口，逐渐减流量，顺利停机拔管。心脏切片病理诊断（图4）：

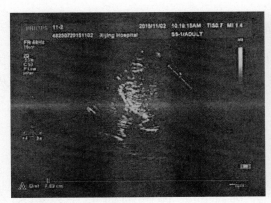
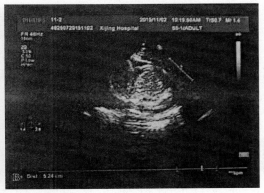

图2 超声心动图可见79 mm×48 mm×52 mm异常回声区

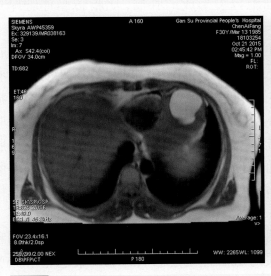
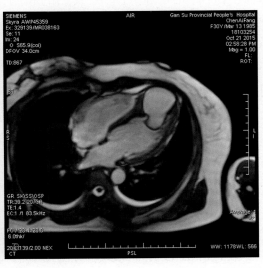

图3 心脏MRI示：心尖部脂肪瘤大小约4.3 cm×4.9 cm

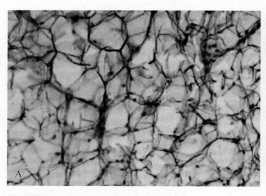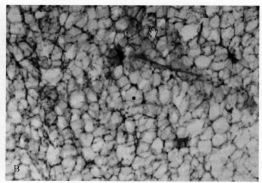

图4 病理切片可见脂肪瘤样增生

（左室）脂肪组织瘤样增生。术后复查心脏彩超示：左室实性占位术后：左室腔内所见考虑残余脂肪瘤。术后再未发生晕厥，多次复查心电图及动态心电图均未再发生频发室早、室速。

讨论

原发性心脏肿瘤十分罕见，在未经选择的尸体解剖研究中发病率在0.17%～0.19%。最常见的原发性心脏脂肪瘤是黏液瘤（通常发生在左心房），其次是乳头状弹性纤维瘤和脂肪瘤。心脏脂肪瘤占心脏和心包原发性肿瘤的10%～19%。心脏脂肪瘤由成熟的脂肪细胞包裹形成的肿瘤，比脂肪瘤样肥厚更少见。

心脏脂肪瘤可以发生在心脏的任何位置，其中50%发生在心内膜，25%发生在心包，其余25%发生在心肌。左心室、右心房更多见。据文献报道，心脏脂肪瘤没有明确的性别和年龄分布，但脂肪瘤的大小是可变的。心脏脂肪瘤的患者通常没有症状，直到脂肪瘤导致血流动力学改变和心脏功能不全。最常见的症状是疲劳、呼吸困难、心悸、晕厥和胸痛，这常常是由于冠状动脉或心脏传导系统病变导致。心脏脂肪瘤引起猝死的病例也有报道。在我们的案例中，患者心尖部脂肪瘤侵入心脏传导系统引起短阵室性心动过速，导致心悸、胸闷、晕厥，在以前很少有报道，具体机制仍不清楚。

影像学研究有助于诊断和鉴别心脏肿瘤。经胸超声心动图是心脏肿瘤检测和诊断最有价值的初筛工具，对已知和怀疑心脏肿瘤的患者有90%的敏感性和95%的特异性。然而杨静茹等对21例原发性心脏脂肪瘤患者的超声心动图学、病理学及临床资料进行回顾性分析发现，原发性心脏脂肪瘤因缺乏特异性临床表现而诊断困难，超声心动图只能发现少部分心脏脂肪瘤。该患者初次超声心动图没能发现异常，直到心脏电生理发现短阵室速来源于心尖部，再次复查超声心动图才发现异常回声区，进一步磁共振成像（MRI）明确心尖部脂肪瘤。增强CT和MRI在诊断心脏脂肪瘤准确率高，不易漏诊。在典型的MRI，脂肪瘤和心肌相比在T_1和T_2加权像上呈高信号强度。在增强CT上，脂肪瘤在对比剂注射后呈无增强的均匀低密度。

目前手术治疗有症状的心脏脂肪瘤已达成共识，但是无症状患者是否手术切除仍然有争议。该患者手术切除后效果良好，术后1年未出现不适症状，但国外有文献报道浸润的心脏脂肪瘤术后有复发的可能，我们将继续随访。

（甘肃省人民医院　段世锋　李建锋　谢　萍）